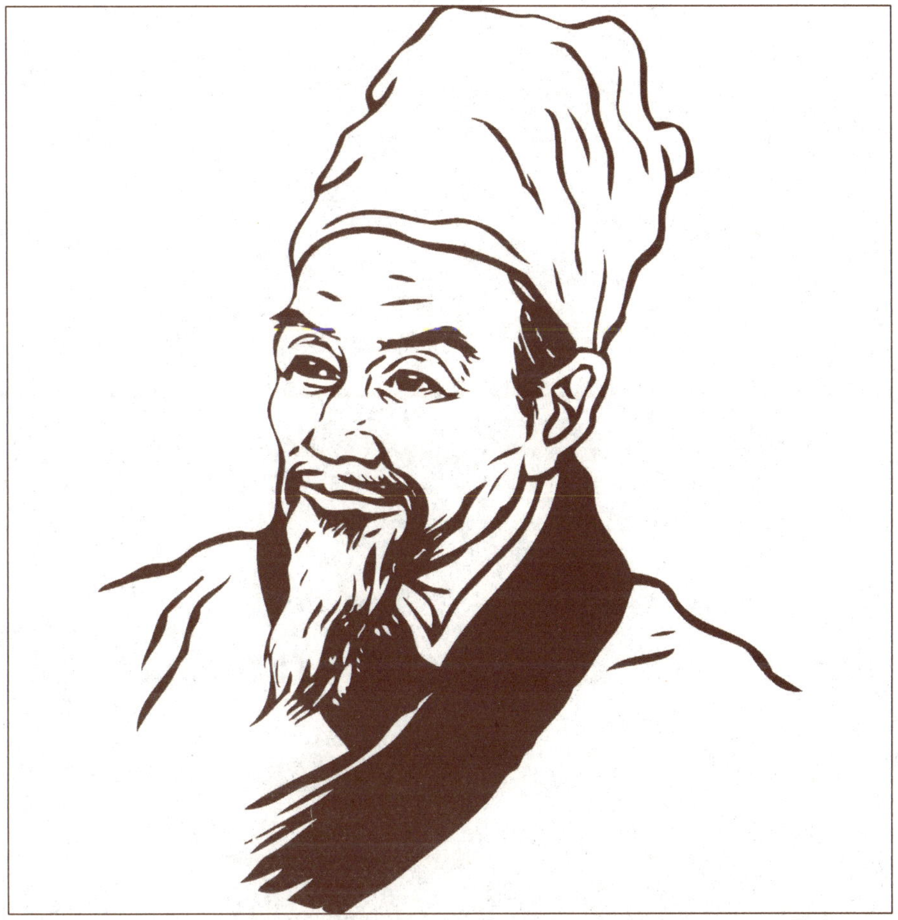

线装国学馆

本草纲目

本草纲目

本草纲目

线装国学馆

第二卷

木部

本草纲目

第二部

柏

【释名】侧柏。

李时珍曰：按：魏子才《六书精蕴》云：万木皆向阳，而柏独西指，盖阴木而有贞德者，故字从白。白者，西方也。陆佃《埤雅》云：柏之指西，犹针之指南也。柏有数种，入药惟取叶扁而侧生者，故曰侧柏。

【集解】《别录》曰：柏实生太山山谷，柏叶尤良。四时各依方面采，阴干。

陶弘景曰：处处有柏，当以太山为佳尔。并忌取冢墓上者。其叶以秋夏采者良。

苏恭曰：令太山无复采子，惟出陕州、宜州为胜。八月采之。

时珍曰：《史记》言，松柏为百木之长。其树耸直，其皮薄，其肌腻，其花细琐，其实成梂，状如小铃，霜后四裂，中有数子，大如麦粒，芬香可爱。柏叶松身者，桧也。其叶尖硬，亦谓之栝。今人名圆柏，以别侧柏。松叶柏身者，枞也。松桧相半者，桧柏也。峨眉山中一种竹叶柏身者，谓之竹柏。

▷柏实

【修治】时珍曰：寻常用，只蒸熟曝烈，舂簸取仁，炒研入药。

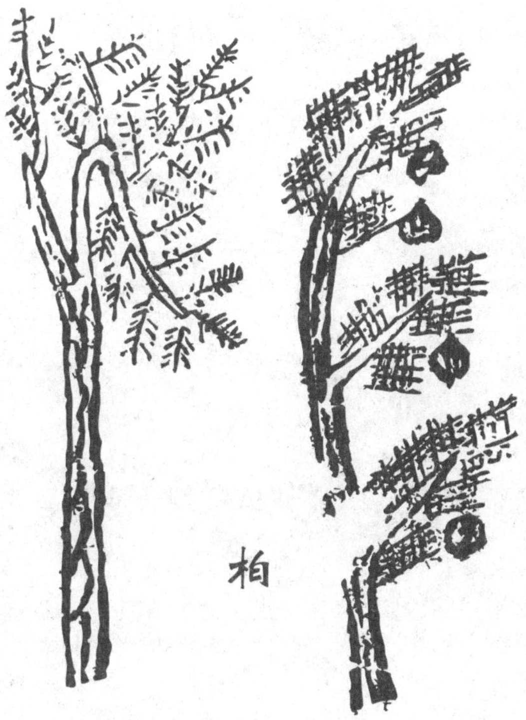

柏

【气味】甘，平，无毒。

甄权曰：甘、辛。畏菊花、羊蹄草。

徐之才曰：见叶下。

【主治】惊悸益气，除风湿，安五脏。久服，令人润泽美色，耳目聪明，不饥不老，轻身延年。

疗恍惚，虚损吸吸，历节腰中重痛，益血止汗。

治头风，腰肾中冷，膀胱冷脓宿水，兴阳道，益寿，去百邪鬼魅，小儿惊痫。

润肝。

养心气，润肾燥，安魂定魄，益智宁神。烧沥，泽头

发，治疥癣。

【发明】王好古曰：柏子仁，肝经气分药也。又润肾，古方十精丸用之。

时珍曰：柏子仁性平而不寒不燥，味甘而补，辛而能润，其气清香，能透心肾，益脾胃，盖仙家上品药也，宜乎滋养之剂用之。《列仙传》云：赤松子食柏实，齿落更生，行及奔马。谅非虚语也。

【附方】服柏实法：八月连房取实曝收，去壳研末。每服二钱，温酒下，一日三服。渴即饮水，令人悦泽。一方：加松子仁等分，以松脂和丸。一方：加菊花等分，蜜丸服。奇效方：用柏子仁二斤（为末，酒浸为膏），枣肉三斤，白蜜、白术末、地黄末各一斤，捣匀，丸弹子大。每嚼一丸，一日三服。百日，百病愈；久服，延年壮神。

老人虚秘：柏子仁、松子仁、大麻仁等分，同研，溶蜜蜡丸梧子大。以少黄丹汤，食前调服二三十丸，日二服。

肠风下血：柏子十四个，捶碎，囊贮，浸好酒三盏，煎八分服，立止。

小儿躽啼，惊痫腹满，大便青白色：用柏子仁末，温水调服一钱。

▷柏叶

黄水湿疮：真柏油二两，香油二两，熬稠搽之，如神。

【修治】时珍曰：此服食治法也。常用或生或炒，各从本方。

【气味】苦，微温，无毒。

弘景曰：柏之叶、实，服饵所重。此云恶麹，而人以酿酒无妨。恐酒米相和，异单用也。

【主治】吐血、衄血、痢血、崩中、赤白，轻身益气，令人耐寒暑，去湿痹，生肌。

治冷风历节疼痛，止尿血。

炙，署冻疮。烧取汁涂头，黑润鬓发。

敷汤火伤，止痛灭瘢。服之，疗蛊痢。作汤常服，杀五脏虫，益人。

【发明】时珍曰：柏性后凋而耐久，禀坚凝之质，乃多寿之木，所以可入服食。道家以之点汤常饮，元旦以之浸酒辟邪，皆有取于此。麝食之而体香，毛女食之而体轻，亦其证验矣。毛女者，秦王宫人。关东贼至，惊走入山，饥无所食。有一老公教吃松柏叶，初时苦涩，久乃相宜，遂不复饥，冬不寒，夏不热。至汉成帝时，猎者于终南山见一人，无衣服，身生黑毛，跳坑越涧如飞，乃密围获之，去秦时二百余载矣。事出葛洪《抱朴子》书中。

【附方】时气瘴疫：社中西南柏树东南枝，取曝干研末。每服一钱，新水调下，日三四服。

霍乱转筋：柏叶捣烂，裹脚上，及煎汁淋之。

吐血不止：张仲景柏叶汤：用青柏叶一把，干姜二片，阿胶一挺炙，三味，以水二升，煮一升，去滓，别绞马通汁一升，合煎取一升，绵滤，一服尽之。《圣惠方》：用柏叶，米饮服二钱。或蜜丸，或水煎服，并良。

忧恚呕血，烦满少气，胸中疼痛：柏叶为散，米饮调服二方寸匕。

衄血不止：柏叶、榴花研末，吹之。

大肠一血：随四时方向，采侧柏叶，烧研，每米饮服二钱。王涣之舒州病此，陈宜父大夫传方，一服愈。

酒毒下血或下痢：嫩柏叶（九蒸九晒）二两，陈槐花（炒焦）一两，为末，蜜丸梧子大。每空心温酒下四十丸。

蛊痢下血：男子、妇人、小儿大腹，下黑血茶脚色，或脓血如淀色。柏叶焙干为末，与黄连同煎为汁，服之。

小儿洞痢：柏叶煮汁，代茶饮之。

月水不断：侧柏叶（炙）、芍药等分。每用三钱，水、酒各半，煎服。室女用侧柏叶、木贼（炒微焦）等分，为末。每服二钱，米饮下。

汤火烧灼：柏叶生捣涂之，系定二三日，止痛灭瘢。

鼠瘘核痛，未成脓：以柏叶捣涂，熬盐熨之，气下即消。

大风疠疾，眉发不生：侧柏叶九蒸九晒，为末，炼蜜丸梧子大。每服五丸至十丸，日三、夜一服。百日即生。

▷枝节

【主治】煮汁酿酒，去风痹、历节风。烧取湝油，疗病疥及虫癞良。

【附方】霍乱转筋：以暖物裹脚，后以柏木片煮汤淋之。《经验方》

齿䘌肿痛：柏枝烧热，拄孔中。须臾虫缘枝出。

恶疮有虫，久不愈者：以柏枝节烧沥取油敷之。三五次无不愈。亦治牛马疥。

▷脂

【主治】身面疣目，同松脂研匀涂之，数夕自失。

▷根白皮

【气味】苦，平，无毒。

【主治】火灼烂疮，长毛发。

【附方】热油灼伤：柏白皮，以腊猪脂煎油，涂疮上。

松

【释名】松。

时珍曰：按王安石《字说》云：松柏为百木之长。松犹

公也，柏犹伯也。故松从公，柏从白。

【集解】《别录》曰：松脂生太山山谷。六月采。

时珍曰：松树磥砢修耸多节，其皮粗浓有鳞形，其叶后凋。二三月抽蕤生花，长四五寸，采其花蕊为松黄。结实状如猪心，叠成鳞砌，秋老则子长鳞裂。然叶有二针、三针、五针之别。三针者为栝子松，五针者为松子松。其子大如柏子，惟辽海及云南者，子大如巴豆可食，谓之海松子。孙思邈云：松脂以衡山者为良。衡山东五百里，满谷所出者，与天下不同。苏轼云：镇定松脂亦良。《抱朴子》云：凡老松皮内自然聚脂为第一，胜于凿取及煮成者。其根下有伤处，不见日月者为阴脂，尤佳。老松余气结为茯苓。千年松脂化为琥珀。《玉策记》云：千年松树四边枝起，上杪不长如偃盖。其精化为青牛、青羊、青犬、青人、伏龟，其寿皆千岁。

▷松脂

【修治】弘景曰：采炼松脂法，并在服食方中。以桑灰汁或酒煮软，挼纳寒水中数十过，白滑则可用。

颂曰：凡用松脂，先须炼治。用大釜加水置甑，用白茅藉甑底，又加黄砂于茅上，厚寸许。然后布松脂于上，炊以桑薪，汤减频添热水。候松脂尽入釜中，乃出之，投于冷水，既凝又蒸，如此二过，其白如玉，然后入用。

【气味】苦、甘，温，无毒。

权曰：甘，平。

震亨曰：松脂属阳金。伏汞。

【主治】痈疽恶疮，头疡白秃，疥瘙风气，安五脏，除热。久服，轻身不老延年。

除胃中伏热，咽干消渴，风痹死肌。炼之令白。其赤者，主恶痹。

煎膏，生肌止痛，排脓抽风。贴诸疮脓血瘘烂。塞牙孔，杀虫。

除邪下气，润心肺，治耳聋。古方多用辟谷。

强筋骨，利耳目，治崩带。

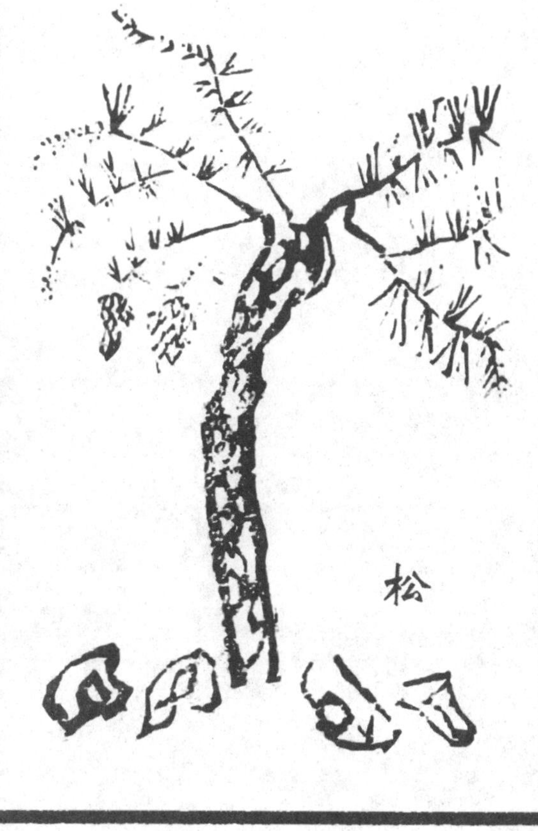

【发明】弘景曰：松、柏皆有脂润，凌冬不凋，理为佳物，服食多用，但人多轻忽之尔。

时珍曰：松叶、松实，服饵所须；松节、松心，耐久不朽。松脂则又树之津液精华也。在土不朽，流脂日久，变为琥珀，宜其可以辟谷延龄。葛洪《抱朴子》云：上党赵瞿病癞历年，垂死，其家弃之，送置山穴中。瞿怨泣经月，有仙人见而哀之，以一囊药与之。瞿服百余日，其疮都愈，颜色丰悦，肌肤玉泽。仙人再过之，瞿谢活命之恩，乞求其方。仙人曰：此是松脂，山中便多。此物汝炼服之，可以长生不死。瞿乃归家长服，身体转轻，气力百倍，登危涉险，终日不困。年百余岁，齿不坠，发不白。夜卧忽见屋间有光，大如镜，久而一室尽明如昼。又见面上有采女一人，戏于口鼻之间。后入抱犊山成地仙。于时人闻瞿服此脂，皆竞服之，车运驴负，积之盈室。不过一月，未觉大益，皆辄止焉。志之不坚如此。张杲《医说》有服松丹之法。

【附方】服食辟谷：《千金方》：用松脂十斤，以桑薪灰汁一石，煮五七沸，漉出，冷水中旋，复煮之，凡十遍乃白，细研为散。每服一二钱，粥饮调下，日三服。服至十两以上，不饥，饥再服之。一年以后，夜视目明。久服，延年益寿。又法：百炼松脂治下筛，蜜和纳筒中，勿见风日。每服一团，一日三服。服至百日，耐寒暑；二百日，五脏补益；五年，即见西王母。伏虎禅师服法：用松脂十斤，炼之五度，令苦味尽。每一斤，入茯苓末四两。每旦水服一刀圭，能令不食，而复延龄，身轻清爽。

揩齿固牙：松脂（出镇定者佳），稀布盛，入沸汤煮，取浮水面者投冷水中（不出者不用），研末，入白茯苓末和匀。日用揩齿漱口，亦可咽之，固牙驻颜。

历节诸风，百节酸痛不可忍：松脂三十斤，炼五十遍。以炼酥三升，和松脂三升，搅令极稠。每旦空心酒服方寸匕，日三服。数食面粥为佳，慎血腥、生冷、酢物、果子，一百日瘥。

肝虚目泪：炼成松脂一斤，酿米二斗，水七斗，麹二斗，造酒，频饮之。

妇人白带：松香五两，酒二升煮干，木臼杵细，酒糊丸如梧子大。每服百丸，温酒下。

小儿秃疮：《简便方》：用松香五钱，猪油一两熬，搽，一日数次，数日即愈。《卫生宝鉴》：用沥青二两，黄蜡一两半，铜绿一钱半，麻油一两半，文武熬收。每摊贴之，神效。

小儿紧唇：松脂炙化，贴之。

风虫牙痛：刮松上脂，滚水泡化，一漱即止，已试验。

久聋不听：炼松脂三两，巴豆一两，和捣成丸。薄绵裹塞，一日二度。

一切瘘疮：炼成松脂末，填令满，日三四度。

一切肿毒：松香八两，铜青二钱，蓖麻仁五钱，同捣作膏，摊贴甚妙。

软疖频发：翠玉膏：用通明沥青八两，铜绿二两，麻油三钱，雄猪胆汁三个。先溶沥青，乃下油、胆，倾入水中扯拔，器盛。每用绯帛摊贴，不须再换。

金疮出血：沥青末，少加生铜屑末，糁之，立愈。

猪啮成疮：松脂炼作饼，贴之。

刺入肉中，百理不瘥：松脂流出如乳头香者，敷上以帛裹。三五日当有根出，不痛不痒，不觉自安。

▷松节

【气味】苦，温，无毒。

【主治】百邪久风，风虚脚痹疼痛。

酿酒，主脚弱，骨节风。

炒焦，治筋骨间病，能燥血中之湿。

治风蛀牙痛，煎水含漱，或烧灰日揩，有效。

【发明】时珍曰：松节，松之骨也。质坚气劲，久亦不朽，故筋骨间风湿诸病宜之。

【附方】历节风痛，四肢如解脱：松节酒：用二十斤，酒五斗，浸三七日。每服一合，日五六服。

转筋挛急：松节一两（锉如米大），乳香一钱，银石器慢火炒焦，存一二分性，出火毒，研末。每服一二钱，热木瓜酒调下。一应筋病皆治之。

风热牙病：《圣惠方》：用油松节如枣大一块（碎切），胡椒七颗，入烧酒，须二三盏，乘热入飞过白矾少许。噙漱三五口，立瘥。又用松节二两，槐白皮、地骨皮各一两，浆水煎汤。热漱冷吐，瘥乃止。

反胃吐食：松节煎酒，细饮之。

阴毒腹痛：油松木七块炒焦，冲酒二钟，热服。

▷松叶

【气味】苦，温，无毒。

【主治】风湿疮，生毛发，安五脏，守中，不饥延年。

细切，以水及面饮服之，或捣屑丸服，可断谷及治恶疾。

炙罯冻疮风疮，佳。

去风痛脚痹，杀米虫。

【附方】服食松叶：松叶细切更研，每日食前以酒调下二钱，亦可煮汁作粥食。初服稍难，久则自便矣。令人不老，身生绿毛，轻身益气。久服不已，绝谷不饥不渴。

天行温疫：松叶细切，酒服方寸匕，日三服。能辟五年瘟。

本草纲目

中风口喎：青松叶一斤捣汁，清酒一斗，浸二宿，近火一宿。初服半升，渐至一升，头面汗出即止。

三年中风：松叶一斤细切，以酒一斗，煮取三升。顿服，汗出立瘥。

历节风痛：松叶捣汁一升，以酒三升，浸七日。服一合，日三服。

风牙肿痛：松叶一握，盐一合，酒二升煎，漱。

阴囊湿痒：松毛煎汤，频洗。

▷松花

【气味】甘，温，无毒。

震亨曰：多食，发上焦热病。

【主治】润心肺，益气，除风止血。亦可酿酒。

【发明】恭曰：松花即松黄，拂取正以蒲黄，酒服令轻身，疗病胜似皮、叶及脂也。

颂曰：花上黄粉，山人及时拂取，作汤点之甚佳。但不堪停久，故鲜用寄远。

时珍曰：今人收黄和白沙糖印为饼膏，充果饼食之，且难久收，恐轻身疗病之功，未必胜脂、叶也。

【附方】头旋脑肿：三月收松花并薹（五六寸如鼠尾者，蒸切）一升，以生绢囊贮，浸三升酒中五日。空心暖饮五合。

产后壮热，头痛颊赤，口干唇焦，烦渴昏闷：用松花、蒲黄、川芎、当归、石膏等分，为末。每服二钱，水二合，红花二捻，同煎七分，细呷。

▷根白皮

【气味】苦，温，无毒。

【主治】辟谷不饥。

补五劳，益气。

▷木皮

【主治】痈疽疮口不合，生肌止血，治白秃、杖疮、汤火疮。

【附方】肠风下血：松木皮，去粗皮，取里白者，切、晒，焙研为末。每服一钱，腊茶汤下。

三十年痢：赤松上苍皮一斗，为末。面粥和服一升，日三。不过一斗，救人。

金疮杖疮：赤龙鳞（即古松皮）煅存性，研末。搽之，最止痛。

天竺桂

【集解】时珍曰：此即今闽、粤、浙中山桂也，而台州天竺最多，故名。大树繁花，结实如莲子状。天竺僧人

称为月桂是矣。

▷皮

【气味】辛，温，无毒。

【主治】腹内诸冷，血气胀痛。

破产后恶血，治血痢肠风，补暖腰脚，功与桂心同，方家少用。

沉香

【释名】沉水香、蜜香。

时珍曰：木之心节置水则沉，故名沉水，亦曰水沉。半沉者为栈香，不沉者为黄熟香。《南越志》言交州人称为蜜香，谓其气如蜜脾也。梵书名阿迦嚧香。

【集解】恭曰：沉香、青桂、鸡骨、马蹄、煎香，同是一树，出天竺诸国。木似榉柳，树皮青色。叶似橘叶，经冬不凋。夏生花，白而圆。秋结实似槟榔，大如桑椹，紫而味辛。

时珍曰：沉香品类，诸说颇详。今考杨亿《谈苑》、蔡绦《丛话》、范成大《桂海志》、张师正《倦游录》、洪驹父《香谱》、叶廷珪《香录》诸书，撮其未尽者补之云。香之等凡三：曰沉，曰栈，曰黄熟是也。沉香入水即沉，其品凡四：曰熟结，乃膏脉凝结自朽出者；曰生结，乃刀斧伐仆，膏脉结聚者；曰脱落，乃因木朽而结者；曰虫漏，乃因蠹隙而结者。生结为上，熟脱次之。坚黑为上，黄色次之。角沉黑润，黄沉黄润，蜡沉柔韧，革沉纹横，皆上品也。海岛所出，有如石杵，如肘如拳，如凤雀龟蛇，云气人物。及海南马蹄、牛头、燕口、茧栗、竹叶、芝菌、梭子、附子等香，皆因形命名尔。其栈香入水半浮半沉，即沉香之半结连木者，或作煎香，番名婆木香，亦曰弄水香。其类有猬刺香、鸡骨香、叶子香，皆因形而名。有大如笠者，为蓬莱香。有如山石枯槎者，为光香。入药皆次于沉香。其黄熟香，即香之轻虚

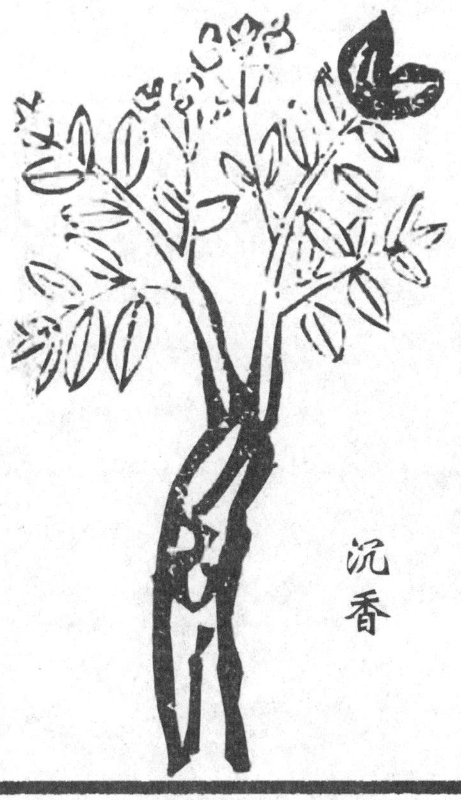
沉香

者，俗讹为速香是矣。有生速，斫伐而取者。有熟速，腐朽而取者。其大而可雕刻者，谓之水盘头。并不堪入药，但可焚爇。叶廷珪云：出渤泥、占城、真腊者，谓之番沉，亦曰舶沉，曰药沉，医家多用之，以真腊为上。蔡绦云：占城不若真腊，真腊不若海南黎峒。黎峒又以万安黎母山东峒者，冠绝天下，谓之海南沉，一片万钱。海北高、化诸州者，皆栈香尔。范成大云：黎峒出者名土沉香，或曰崖香。虽薄如纸者，入水亦沉。万安在岛东，钟朝阳之气，故香尤酝藉，土人亦自难得。舶沉香多腥烈，尾烟必焦。交趾海北之香，聚于钦州，谓之钦香，气尤焦烈。南人不甚重之，惟以入药。

【正误】时珍曰：按李珣《海药本草》谓沉者为沉香，浮者为檀香。梁元帝《金楼子》谓一木五香：根为檀，节为沉，花为鸡舌，胶为熏陆，叶为藿香。并误也。五香各是一种。所谓五香一本者，即前苏恭所言，沉、栈、青桂、马蹄、鸡骨者是矣。

【修治】时珍曰：欲入丸散，以纸裹置怀中，待燥研之。或入乳钵以水磨粉，晒干亦可。若入煎剂，惟磨汁临时入之。

【气味】辛，微温，无毒。

大明曰：辛，热。

元素曰：阳也。有升有降。

时珍曰：咀嚼香甜者性平，辛辣者性热。

【主治】风水毒肿，去恶气。

主心腹痛，霍乱中恶，邪鬼疰气，清人神，并宜酒煮服之。诸疮肿，宜入膏中。

调中，补五脏，益精壮阳，暖腰膝，止转筋吐泻冷气，破症癖，冷风麻痹，骨节不任，风湿皮肤瘙痒，气痢。

补脾胃，及痰涎、血出于脾。

治上热下寒，气逆喘急，大肠虚闭，小便气淋，男子精冷。

【附方】诸虚寒热，冷痰虚热：冷香汤：用沉香、附子（炮）等分，水一盏，煎七分，露一夜，空心温服。

胃冷久呃：沉香、紫苏、白豆蔻仁各一钱，为末。每柿蒂汤服五七分。

心神不足，火不降，水不升，健忘惊悸：朱雀丸：用沉香五钱，茯神二两，为末，炼蜜和，丸小豆大。每食后人参汤服三十丸，日二服。

肾虚目黑，暖水脏：用沉香一两，蜀椒去目，炒出汗，四两，为末，酒糊丸梧子大。每服三十丸，空心盐汤下。

大肠虚闭，因汗多，津液耗涸者：沉香一两，肉苁蓉酒浸焙二两，各研末，以麻仁研汁作糊，丸梧子大。每服一百丸，蜜汤下。

痘疮黑陷：沉香、檀香、乳香等分，爇于盆内。抱儿于上熏之，即起。

丁香

【校正】并入《别录》鸡舌香。

【释名】丁子香、鸡舌香。

藏器曰：鸡舌香与丁香同种，花实丛生，其中心最大者为鸡舌（击破有顺理而解为两向，如鸡舌，故名），乃是母丁香也。

禹锡曰：按《齐民要术》云：鸡舌香俗人以其似丁子，故呼为丁子香。

时珍曰：宋《嘉祐本草》重出鸡舌，今并为一。

【集解】恭曰：鸡舌香树叶及皮并似栗，花如梅花，子似枣核，此雌树也，不入香用。其雄树虽花不实，采花酿之以成香。出昆仑及交州、爱州以南。

时珍曰：雄为丁香，雌为鸡舌，诸说甚明，独陈承所言甚为谬妄。不知乳香中所拣者，乃番枣核也，即无漏子之核，见果部。前人不知丁香即鸡舌，误以此物充之尔。干姜、焰硝尚可点眼，草果、阿魏番人以作食料，则丁香之点眼、噙口，又何害哉？

▷鸡舌香

【气味】辛，微温，无毒。

时珍曰：辛，温。

【主治】风水毒肿，霍乱心痛，去恶气。

吹鼻，杀脑疳。入诸香中，令人身香。

同姜汁，涂拔去白须孔中，即生黑者异常。

▷根

【气味】辛，热，有毒。

【主治】风热毒肿。不入心腹之用。

檀香

【释名】旃檀、真檀。

【集解】藏器曰：白檀出海南。树如檀。

恭曰：紫真檀出昆仑盘盘国。虽不生中华，人间遍有之。

时珍曰：按《大明一统志》云：檀香出广东、云南，及占城、真腊、爪哇、渤泥、暹罗、三佛齐、回回等国，今岭南诸地亦皆有之。树、叶皆似荔枝，皮青色而滑泽。叶廷珪《香谱》云：皮实而色黄者为黄檀，皮洁而色白者为白檀，皮腐而色紫者为紫檀。其木并坚重清香，而白檀尤良。宜以纸封收，则不泄气。王佐《格古论》云：紫檀诸溪峒出之。性坚。新者色红，旧者色紫，有蟹爪文。新者以水浸之，可染物。真者揩壁上色紫，故有紫檀色。黄檀最香。俱可作带銙、扇骨等物。

▷白旃檀

【气味】辛，温，无毒。

大明曰：热。

元素曰：阳中微阴。入手太阴、足少阴，通行阳明经。

【主治】消风热肿毒。

治中恶鬼气，杀虫。

煎服，止心腹痛，霍乱肾气痛。水磨，涂外肾并腰肾痛处。

散冷气，引胃气上升，进饮食。

噎膈吐食。又面生黑子，每夜以浆水洗拭令赤，磨汁涂之，甚良。

【发明】时珍曰：《楞严经》云：白旃檀涂身，能除一切热恼。今西南诸番酋，皆用诸香涂身，取此义也。杜宝《大业录》云：隋有寿禅师妙医术，作五香饮济人。沉香饮、檀香饮、丁香饮、泽兰饮、甘松饮，皆以香为主，更加别药，有味而止渴，兼补益人也。道书檀香谓之浴香，不可烧供上真。

檀香

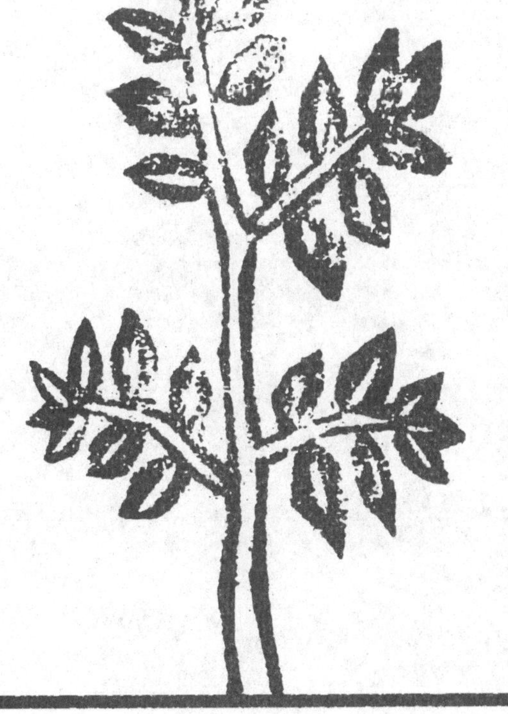

▷紫檀

【气味】咸，微寒，无毒。

【主治】摩涂恶毒风毒。

刮末敷金疮，止血止痛。疗淋。

醋磨，敷一切猝肿。

【发明】时珍曰：白檀辛温，气分之药也。故能理卫气而调脾肺，利胸膈。紫檀咸寒，血分之药也。故能和营气

而消肿毒，治金疮。

乌药

【释名】旁其。

【集解】藏器曰：乌药生岭南、邕州、容州及江南。树生似茶，高丈余。一叶三桠，叶青阴白。根状似山芍药及乌樟，根色黑褐，作车毂纹，横生。八月采根。其直根者不堪用。

承曰：世称天台者为胜。今比之洪州、衡州者，天台香味为劣，入药功效亦不及。但肉色颇赤，而差细小尔。

时珍曰：吴、楚山中极多，人以为薪。根、叶皆有香气，但根不甚大，才如芍药尔。嫩者肉白，老者肉褐色。其子如冬青子，生青熟紫，核壳极薄。其仁亦香而苦。

▷根

【气味】辛，温，无毒。

好古曰：气厚于味，阳也。入足阳明、少阴经。

【主治】中恶心腹痛，蛊毒疰忤鬼气，宿食不消，天行疫瘴，膀胱肾间冷气攻冲背膂，妇人血气，小儿腹中诸虫。

治一切气，除一切冷，霍乱，反胃吐食泻痢，痈疖疥疠，并解冷热，其功不可悉载。猫、犬百病，并可磨服。

理元气。

中气脚气疝气，气厥头痛，肿胀喘急，止小便频数及白浊。

【发明】时珍曰：乌药辛温香窜，能散诸气。故《惠民和剂局方》治中风中气诸证，用乌药顺气散者，先疏其气，气顺则风散也。严用和《济生方》治七情郁结，上气喘急，用四磨汤者，降中兼升，泻中带补也。其方以人参、乌药、沉香、槟榔各磨浓汁七分，合煎，细细咽之。《朱氏集验方》治虚寒小便频数，缩泉丸，用同益智子等分为丸服者，取其通阳明、少阴经也。

【附方】乌沉汤：治一切气，一切冷，补五脏，调中壮阳，暖腰膝，去邪气，冷风麻痹，膀胱、肾间冷气，攻冲背膂，俛仰不利，风水毒肿，吐泻转筋，症癖刺痛，中恶心腹痛，鬼气疰忤，天行瘴疫，妇人血气痛。用天台乌药一百两，沉香五十两，人参三两，甘草四两，为末。每服半钱，姜盐汤空心点服。

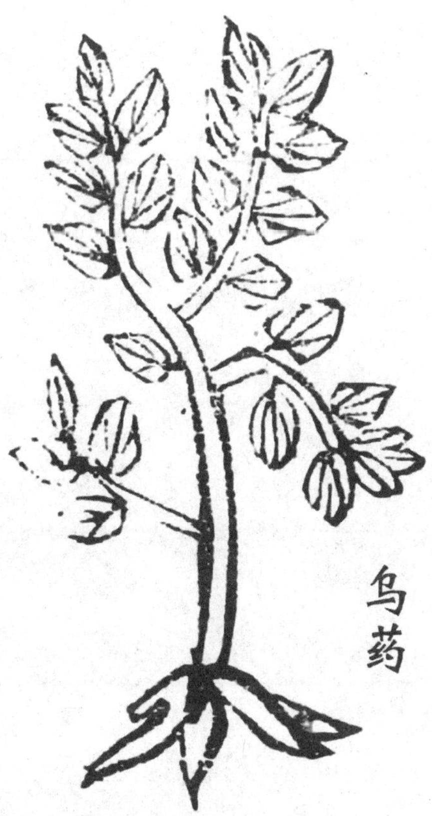
乌药

一切气痛：不拘男女，冷气、血气、肥气、息贲气、伏梁气、奔豚气，抢心切痛，冷汗，喘息欲绝。天台乌药（小者，酒浸一夜，炒）、茴香（炒）、青橘皮（去白，炒）、良姜（炒）等分，为末。温酒、童便调下。

男妇诸病：香乌散：用香附、乌药等分，为末。每服一二钱。饮食不进，姜、枣汤下；疟疾，干姜、白盐汤下；腹中有虫，槟榔汤下；头风虚肿，茶汤下；妇人冷气，米饮下；产后血攻心脾痛，童便下；妇人血海痛，男子疝气，茴香汤下。

小肠疝气：乌药一两，升麻八钱，水二钟，煎一钟，露一宿，空心热服。

脚气掣痛：乡村无药。初发时即取土乌药，不犯铁器，布揩去土，瓷瓦刮屑，好酒浸一宿。次早空心温服，溏泄即愈。入麝少许尤佳。痛入腹者，以乌药同鸡子瓦罐中水煮一日，取鸡子，切片蘸食，以汤送下，甚效。

血痢泻血：乌药烧存性，研，陈米饭丸梧子大。每米饮下三十丸。

小儿慢惊：昏沉或搐。乌药磨水，灌之。

气厥头痛：不拘多少，及产后头痛。天台乌药、川芎等分，为末。每服二钱，腊茶清调下。产后，铁锤烧红淬酒调下。

咽喉闭痛：生乌药（即矮樟根），以酸醋二盏，煎一盏，先噙后咽，吐出痰涎为愈。

心腹气痛：乌药（水磨浓汁）一盏，入橘皮一片，紫苏一叶，煎服。

▷嫩叶

【主治】炙碾煎饮代茗，补中益气，止小便滑数。

【发明】时珍曰：乌药，下通少阴肾经，上理脾胃元气。故丹溪朱氏补阴丸药中，往往加乌药叶也。

▷子

【主治】阴毒伤寒，腹痛欲死。取一合炒起黑烟，投水中，煎三五沸，服一大盏，汗出阳回即瘥。

安息香

【释名】安息。

时珍曰：此香辟恶，安息诸邪，故名。或云：安息，国

名也。梵书谓之拙贝罗香。

【集解】恭曰：安息香出西戎。状如松脂，黄黑色，为块。新者亦柔韧。

禹锡曰：按：段成式《酉阳杂俎》云：安息香树出波斯国，呼为辟邪树。长二三丈，皮色黄黑。叶有四角，经寒不凋。二月开花黄色，花心微碧。不结实。刻其树皮，其胶如饴，名安息香，六七月坚凝乃取之。烧之，通神明，辟众恶。

时珍曰：今安南、三佛齐诸番皆有之。《一统志》云：树如苦楝，大而且直。叶似羊桃而长。木心有脂作香。叶廷珪《香录》云：此乃树脂，形色类胡桃瓤，不宜于烧，而能发众香，故人取以和香。今人和香有如饧者，谓之安息油。机曰：或言烧之能集鼠者为真。

【气味】辛、苦，平，无毒。

【主治】心腹恶气，鬼疰。

邪气魍魉，鬼胎血邪，辟蛊毒，霍乱风痛，男子遗精，暖肾气，妇人血噤，并产后血运。

妇人夜梦鬼交，同臭黄烧熏丹穴，永断。

烧之，去鬼来神。

治中恶魇寐，劳瘵传尸。

【附方】猝然心痛或经年频发：安息香研末，沸汤服半钱。

小儿肚痛，曲脚而啼：安息香丸：用安息香（酒蒸成膏）。沉香、木香、丁香、藿香、八角、茴香各三钱，香附子、缩砂仁、炙甘草各五钱，为末。以膏和，炼蜜丸芡子大。每服一丸，紫苏汤化下。

小儿惊邪：安息香一豆许，烧之自除。

历节风痛：用精猪肉四两切片，裹安息香二两，以瓶盛灰，大火上着一铜版片隔之，安香于上烧之，以瓶口对痛处熏之，勿令透气。

樟脑

【释名】韶脑。

【集解】时珍曰：樟脑出韶州、漳州。状似龙脑，白色如雪，樟树脂膏也。胡演升《炼方》云：煎樟脑法：用樟木新者切片，以井水浸三日三夜，入锅煎之，柳木频搅。待汁减半，柳上有白霜，即滤去滓，倾汁入瓦盆内。经宿，自然结成块也。他处虽有樟木，不解取脑。又炼樟脑法：用铜盆，以陈壁土为粉糁之，却糁樟脑一重，又糁壁土，如此四五重。以薄荷安土上，再用一盆覆之，黄泥封固，于火上款款炙之。须以意度之，不可太过、不及。勿令走气。候冷取出，则脑皆升于上盆，如此升两三次，可充片脑也。

【修治】时珍曰：凡用，每一两以二碗合住，湿纸糊口，文武火熁之。半时许取出，冷定用。又法：每一两，用黄连、薄荷六钱，白芷、细辛四钱，荆芥、密蒙花二钱，当归、槐花一钱。以新土碗铺杉木片于底，安药在上，入水半盏，洒脑于上，再以一碗合住，糊口，安火煨之。待水干取开，其脑自升于上。以翎扫下，形似松脂，可入风热眼药。人亦多以乱片脑，不可不辨。

【气味】辛，热，无毒。

【主治】通关窍，利滞气，治中恶邪气，霍乱心腹痛，寒湿脚气，疥癣风瘙，龋齿，杀虫辟蠹。着鞋中，去脚气。

【发明】时珍曰：樟脑纯阳，与焰硝同性，水中生火，其焰益炽。今丹炉及烟火家多用之。辛热香窜，禀龙火之气，去湿杀虫，此其所长。故烧烟熏衣筐席簟，能辟壁虱、虫蛀。李石续《博物志》云：脚弱病人，用杉木为桶濯足，排樟脑于两股间，用帛绷定，月余甚妙。王玺《医林集要》云：治脚气肿痛。用樟脑二两，乌头三两，为末，醋糊丸弹子大。每置一丸于足心踏之，下以微火烘之，衣被围覆，汗出如涎为效。

【附方】小儿秃疮：韶脑一钱，花椒二钱，脂麻二两，为末。以退猪汤洗后，搽之。

牙齿虫痛：《普济方》：用韶脑、朱砂等分，擦之神效。余居士《选奇方》：用樟脑、黄丹、肥皂（去皮核）等分，研匀蜜丸。塞孔中。

芦荟

【校正】自草部移入此。

【释名】奴会、讷会、象胆。

时珍曰：名义未详。

藏器曰：俗呼为象胆，以其味苦如胆也。

【集解】时珍曰：芦荟原在草部。《药谱》及《图经》所状，皆言是木脂。而《一统志》云：爪哇、三佛齐诸国所出者，乃草属，状如鲎尾，采之以玉器捣成膏。与前说不同，何哉？岂亦木质草形乎？

【气味】苦，寒，无毒。

【主治】热风烦闷，胸膈间热气，明目镇心，小儿癫痫惊风，疗五疳，杀三虫及痔病疮瘘，解巴豆毒。

主小儿诸疳热。

单用，杀疳蛔。吹鼻，杀脑疳，除鼻痒。

【发明】时珍曰：卢荟，乃厥阴经药也。其功专于杀虫清热。以上诸病，皆热与虫所生故也。

【附方】小儿脾疳：卢荟、使君子等分，为末。每米饮服一二钱。

厚朴

【校正】并入有名未用逐折。

【释名】烈朴、赤朴、厚皮、重皮、树名榛，子名逐折。

时珍曰：其木质朴而皮厚，味辛烈而色紫赤，故有厚朴、烈、赤诸名。

颂曰：《广雅》谓之重皮，方书或作厚皮也。

【集解】《别录》曰：厚朴生交趾、冤句。三月、九月、十月采皮，阴干。

时珍曰：朴树肤白肉紫，叶如槲叶。五六月开细花，结实如冬青子，生青熟赤，有核。七八月采之，味甘美。

▷皮

【修治】大明曰：凡入药去粗皮，用姜汁炙，或浸炒用。

【气味】苦，温，无毒。

《别录》曰：大温。

杲曰：可升可降。

【主治】中风伤寒，头痛寒热惊悸，气血痹，死肌，去三虫。

温中益气，消痰下气，疗霍乱及腹痛胀满，胃中冷逆，胸中呕不止，泄痢淋露，除惊，去留热心烦满，厚肠胃。

健脾，治反胃，霍乱转筋，冷热气，泻膀胱及五脏一切气，妇人产前产后腹脏不安，杀肠中虫，明耳目，调关节。

治积年冷气，腹内雷鸣虚吼，宿食不消，去结水，破宿血，化水谷，止吐酸水，大温胃气，治冷痛，主妇人虚而尿白。

【发明】元素曰：厚朴之用有三：平胃，一也；去腹胀，二也；孕妇忌之，三也。虽除腹胀，若虚弱人，宜斟酌用之，误服脱人元气。惟寒胀大热药中兼用，乃结者散之神药也。

【附方】腹胀脉数：厚朴三物汤：用厚朴半斤，枳实五枚，以水一斗二升，煎取五升，入大黄四两，再煎三升。温服一升，转动更服，不动勿服。

腹痛胀满：厚朴七物汤：用厚朴半斤制，甘草、大黄各三两，枣十枚，大枳实五枚，桂二两，生姜五两，以水一

斗，煎取四升。温服八合，日三。呕者，加半夏五合。

月水不通：厚朴三两炙切，水三升，煎一升，分二服，空心饮。不过三四剂，神验。一加桃仁、红花。

杜仲

【释名】思仲、思仙、木绵。

时珍曰：昔有杜仲服此得道，因以名之。思仲、思仙，皆由此义。其皮中有银丝如绵，故曰木绵。其子名逐折，与厚朴子同名。

【集解】《别录》曰：杜仲生上虞山谷及上党、汉中。二月、五月、六月、九月采皮。

弘景曰：上虞在豫州，虞、虢之虞，非会稽上虞县也。今用出建平、宜都者。状如厚朴，折之多白丝者为佳。

▷皮

【修治】敩曰：凡使削去粗皮。每一斤，用酥一两，蜜三两，和涂火炙，以尽为度。细锉用。

【气味】辛，平，无毒。

《别录》曰：甘，温。

元素曰：性温，味辛、甘。气味俱薄，沉而降，阴也。

【主治】腰膝痛，补中益精气，坚筋骨，强志，除阴下痒湿，小便余沥。久服，轻身耐老。

脚中酸疼，不欲践地。

治肾劳，腰脊挛。

治肾冷，臀腰痛。人虚而身强直，风也。腰不利，加而用之。

能使筋骨相着。

润肝燥，补肝经风虚。

【发明】时珍曰：杜仲古方只知滋肾，惟王好古言是肝经气分药，润肝燥，补肝虚，发昔人所未发也。盖肝主筋，肾主骨。肾充则骨强，肝充则筋健。屈伸利用，皆属于筋。杜仲色紫而润，味甘微辛，其气温平。甘温能补，微辛能润。故能入肝而补肾，子能令母实也。按庞元英《谈薮》：一少年新娶，后得脚软病，且疼甚。医作脚气治不效。路钤孙琳诊之。用杜仲一味，寸断片拆。每以一两，用半酒、半水一大盏煎服。三日能行，又三日全愈。琳曰：此乃肾虚，非脚气也。杜仲能治腰膝痛，以酒行之，则为效容易矣。

【附方】青娥丸：方见补骨脂下。

肾虚腰痛：崔元亮《海上集验方》：用杜仲去皮炙黄一大斤，分作十剂。每夜取一剂，以水一大升，浸至五更，煎三分减一，取汁，以羊肾三四枚切下，再煮三五

沸，如作羹法，和以椒，盐，空腹顿服。《圣惠方》：入薤白七茎。箧中方：加五味子半斤。

风冷伤肾，腰背虚痛：杜仲一斤切炒，酒二升，渍十日，日服三合。此陶隐居得效方也。《三因方》：为末，每旦以温酒服二钱。

病后虚汗，及目中流汗：杜仲、牡蛎等分，为末。卧时水服五匕，不止更服。

频惯堕胎，或三四月即堕者：于两月前，以杜仲八两（糯米煎汤浸透，炒去丝），续断二两（酒浸焙干）为末，以山药五六两，为末作糊，丸梧子大。每服五十丸，空心米饮下。《肘后方》：用杜仲焙研，枣肉为丸。糯米饮下。

产后诸疾及胎脏不安：杜仲去皮，瓦上焙干，木臼捣末，煮枣肉和，丸弹子大。每服一丸，糯米饮下，日二服。

▷木绵芽

【主治】作蔬，去风毒脚气，久积风冷，肠痔下血。亦可煎汤。

桐

【释名】白桐、黄桐、泡桐、椅桐、荣桐。

时珍曰：《本经》桐叶，即白桐也。桐华成筒，故谓之桐。其材轻虚，色白而有绮文，故俗谓之白桐、泡桐，古谓之椅桐也。先花后叶，故《尔雅》谓之荣桐。或言其花而不实者，未之察也。陆玑以椅为梧桐，郭璞以荣为梧桐，并误矣。

【集解】《别录》曰：桐叶生桐柏山谷。

时珍曰：陶注桐有四种，以无子者为青桐、冈桐，有子者为梧桐、白桐。寇注言白桐、冈桐皆无子。苏注以冈桐为油桐。而贾思勰《齐民要术》言：实而皮青者为梧桐，华而不实者为白桐。白桐冬结似子者，乃是明年之华房，非子也。冈桐即油桐也，子大有油。其说与陶氏

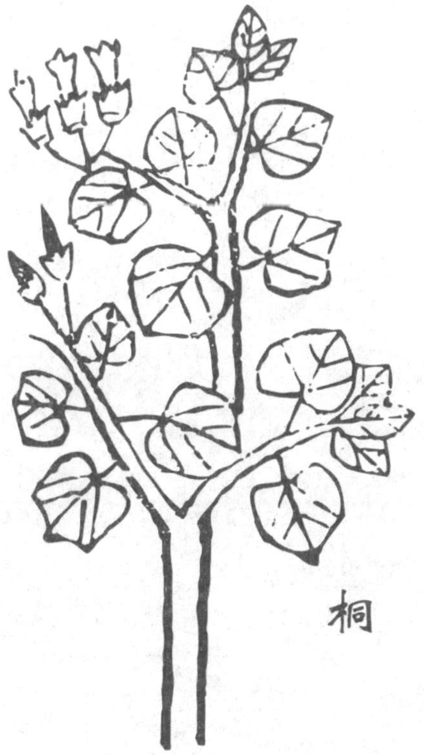

桐

相反。以今咨访，互有是否。盖白桐即泡桐也。叶大径尺，最易生长。皮色粗白，其木轻虚，不生虫蛀，作器物、屋柱甚良。二月开花，如牵牛花而白色。结实大如巨枣，长寸余，壳内有子片，轻虚如榆荚、葵实之状，老则壳裂，随风飘扬。其花紫色者名冈桐。荏桐即油桐也。青桐即梧桐之无实者。按陈翥《桐谱》，分别白桐、冈桐甚明。云：白花桐，文理粗而体性慢，喜生朝阳之地。因子而出者，一年可起三四尺；由根而出者，可五七尺。其叶圆大而尖长有角，光滑而毳。先花后叶。花白色，花心微红。其实大二三寸，内为两房，房内有肉，肉上有薄片，即其子也。紫花桐，纹理细而体性坚，亦生朝阳之地，不如白桐易长。其叶三角而圆，大如白桐，色青多毛而不光，且硬，微赤。亦先花后叶，花色紫。其实亦同白桐而微尖，状如诃子而黏，房中肉黄色。二桐皮色皆一，但花、叶小异，体性坚、慢不同尔。亦有冬月复花者。

▷桐叶

【气味】苦，寒，无毒。

【主治】恶蚀疮着阴。

消肿毒，生发。

【附方】手足肿浮：桐叶煮汁渍之，并饮少许。或加小豆，尤妙。

痈疽发背大如盘：臭腐不可近。桐叶醋蒸贴上。退热止痛，渐渐生肉收口，极验秘方也。

发落不生：桐叶一把，麻子仁三升，米泔煮五六沸，去滓。日日洗之则长。

发白染黑：经霜桐叶及子，多收捣碎，以甑蒸之，生布绞汁，沐头。

▷木皮

【主治】五痔，杀三虫。

疗奔豚气病。

五淋。沐发，去头风，生发滋润。

治恶疮，小儿丹毒，煎汁涂之。

【附方】肿从脚起：削桐木煮汁，渍之，并饮少许。

伤寒发狂：六七日热极狂言，见鬼欲走。取桐皮（削去黑，擘断四寸）一束，以酒五合，水一升，煮半升，去滓顿服。当吐下青黄汁数升，即瘥。

跌扑伤损：水桐树皮，去青留白，醋炒捣敷。

▷花

【主治】敷猪疮。饲猪，肥大三倍。

【附方】眼见诸物：禽虫飞走，乃肝胆之疾。青桐子花、酸枣仁、玄明粉、羌活各一两，为末。每服二钱，水

煎和滓，日三服。

合欢

【释名】合昏、夜合、青裳、萌葛、乌赖树。

颂曰：崔豹《古今注》云：欲蠲人之忿，则赠以青裳。青裳，合欢也。植之庭除，使人不忿。故嵇康《养生论》云：合欢蠲忿，萱草忘忧。

藏器曰：其叶至暮即合，故云合昏。

【集解】《本经》曰：合欢生豫州山谷。树如狗骨树。

《别录》曰：生益州山谷。

弘景曰：俗间少识，当以其非疗病之功也。

恭曰：此树叶似皂荚及槐，极细。五月花发，红白色，上有丝茸。秋实作荚，子极薄细。所在山谷有之，今东西京第宅山池间亦有种者，名曰合昏。

颂曰：今汴洛间皆有之，人家多植于庭除间。木似梧桐，枝甚柔弱。叶似皂角，极细而繁密，互相交结。每一风来，辄自相解了，不相牵缀。采皮及叶用，不拘时月。

▷木皮

【气味】甘，平，无毒。

【主治】安五脏，和心志，令人欢乐无忧。久服，轻身明目，得所欲。

煎膏，消痈肿，续筋骨。

杀虫。捣末，和铛下墨，生油调，涂蜘蛛咬疮。用叶，洗衣垢。

折伤疼痛，花研末，酒服二钱匕。

和血消肿止痛。

【发明】震亨曰：合欢属土，补阴之功甚捷。长肌肉，续筋骨，概可见矣。与白蜡同入膏用神效，而外科家未曾录用，何也？

【附方】肺痈唾浊，心胸甲错：取夜合皮一掌大，水三升，煮取一半，分二服。

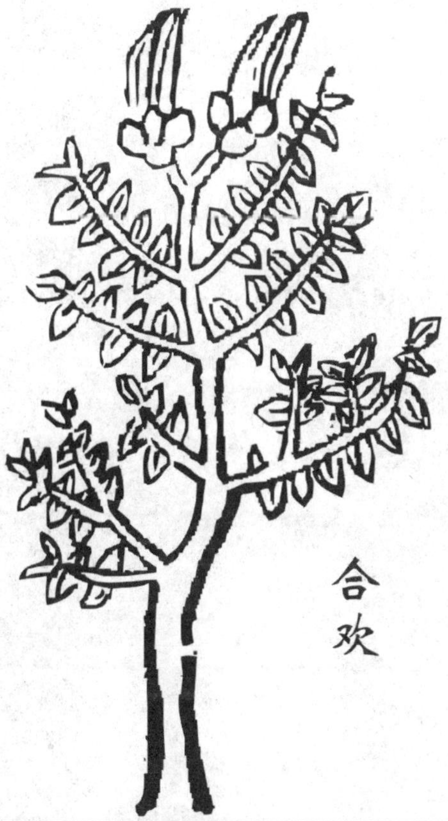

扑损折骨：夜合树皮（即合欢皮，去粗皮，炒黑色）四两，芥菜子（炒）一两，为末。每服二钱，温酒卧时服，以滓敷之，接骨甚妙。

发落不生：合欢木灰二合，墙衣五合，铁精一合，水萍末二合，研匀，生油调涂，一夜一次。

小儿撮口：夜合花枝浓煮汁，拭口中，并洗之。

中风挛缩：夜合枝酒：夜合枝、柏枝、槐枝、桑枝、石榴枝各五两（并生锉）。糯米五升，黑豆五升，羌活二两，防风五钱，细麴七斤半。先以水五斗煎五枝，取二斗五升，浸米、豆蒸熟，入麴与防风、羌活如常酿酒法，封三七日，压汁。每饮五合，勿过醉致吐，常令有酒气也。

皂荚

【释名】皂角、鸡栖子、乌犀、悬刀。

时珍曰：荚之树皂，故名。《广志》谓之鸡栖子，曾氏方谓之乌犀，《外丹本草》谓之悬刀。

【集解】《别录》曰：皂荚生雍州山谷及鲁邹县，如猪牙者良。九月、十月采荚，阴干。

弘景曰：处处有之，长尺二者良。俗人见其有虫孔而未尝见虫形，皆言不可近，令人恶病，殊不尔也。其虫状如草叶上青虫，微黑便出，所以难见。

时珍曰：皂树高大。叶如槐叶，瘦长而尖。枝间多刺。夏开细黄花。结实有三种：一种小如猪牙，一种长而肥厚，多脂而黏；一种长而瘦薄，枯燥不黏。以多脂者为佳。其树多刺难上，采时以蔑箍其树，一夜自落，亦一异也。有不结实者，树凿一孔，入生铁三五斤，泥封之，即结荚。人以铁砧捶皂荚，即自损。铁碾碾之，久则成孔。铁锅爨之，多爆片落。岂皂荚与铁有感召之情耶？

▷皂荚

【修治】斅曰：凡使，要赤肥并不蛀者，以新汲水浸一

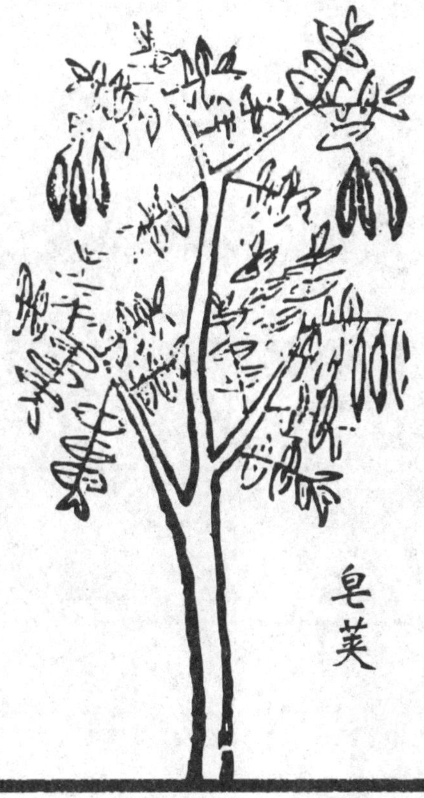

宿，用铜刀削去粗皮，以酥反复炙透，捶去子、弦用。每荚一两，用酥五钱。

好古曰：凡用有蜜炙、酥炙、绞汁、烧灰之异，各依方法。

【气味】辛、咸，温，有小毒。

好古曰：入厥阴经气分。

时珍曰：入手太阴、阳明经气分。

之才曰：柏实为之使。恶麦门冬，畏空青、人参、苦参。

【主治】风痹死肌邪气，风头泪出，利九窍，杀精物。

疗腹胀满，消谷，除咳嗽囊结，妇人胞不落，明目益精。可为沐药，不入汤。

通关节，头风，消痰杀虫，治骨蒸，开胃，中风口噤。

破坚症，腹中痛，能堕胎。又将浸酒中，取尽其精，煎成膏涂帛，贴一切肿痛。

溽暑久雨时，合苍术烧烟，辟瘟疫邪湿气。

烧烟，熏久痢脱肛。

搜肝风，泻肝气。

通肺及大肠气，治咽喉痹塞，痰气喘咳，风疠疥癣。

【发明】好古曰：皂荚厥阴之药。《活人书》治阴毒正阳散内用皂荚，引入厥阴也。

时珍曰：皂荚属金，入手太阴、阳明之经。金胜木，燥胜风，故兼入足厥阴，治风木之病。其味辛而性燥，气浮而散。吹之导之，则通上下诸窍；服之则治风湿痰喘肿满，杀虫；涂之则散肿消毒，搜风治疮。按庞安时《伤寒总病论》云：元祐五年，自春至秋，蕲、黄二郡人患急喉痹，十死八九，速者半日、一日而死。黄州推官潘昌言得黑龙膏方，救活数十人也。其方治九种喉痹：急喉痹，缠喉风，结喉，烂喉，遁虫，虫蝶，重舌，木舌，飞丝入口。用大皂荚四十挺切，水三斗，浸一夜，煎至一斗半。入人参末半两，甘草末一两，煎至五升，去滓。入无灰酒一升，釜煤二匕，煎如饧，入瓶封，埋地中一夜。每温酒化下一匙，或扫入喉内，取恶涎尽为度。后含甘草片。又孙用和《家传秘宝方》云：凡人猝中风，昏昏如醉，形体不收，或倒或不倒，或口角流涎出，斯须不治，便成大病。此证风涎朝于上，胸痹气不通，宜用急救稀涎散吐之。用大皂荚（肥实不蛀者）四挺（去黑皮），白矾（光明者）一两，为末。每用半钱，重者三字，温水调灌。不大呕吐，只是微微稀冷涎或出一升、二升。当待惺惺，乃用药调治。不可便大吐之，恐过剂伤人。累效不能尽述。

【附方】中风口噤不开，涎潮壅上：皂角一挺（去皮），猪脂涂炙黄色，为末。每服一钱，温酒调下。气壮

者二钱，以吐出风涎为度。

中风口喎：皂角五两，去皮为末，三年大醋和之。左喎涂右，右喎涂左，干更上之。

中暑不省：皂荚一两（烧存性），甘草一两（微炒），为末。温水调一钱，灌之。

鬼魇不寤：皂荚末刀圭，吹鼻中，能起死人。

自缢将绝：皂角末吹鼻中。

水溺猝死一宿者，尚可活：纸裹皂荚末纳下部，须臾出水即活。

急喉痹塞，逡巡不救：灵苑方：皂荚生研末。每以少许点患处，外以醋调厚封项下。须臾便破，出血即愈，或挼水灌之，亦良。《直指方》：用皂角半截，水醋米半盏，煎七分，破出脓血即愈。

便毒肿痛：皂角（炒焦）、水粉（炒）等分，研末，以热醋调，摊贴患处，频以水润之，即效。又方：用猪牙皂角七片煨黄，去皮、弦，出火毒，为末。空心温酒服五钱。

便毒痈疽：皂角一条，醋熬膏，敷之。屡效。

妇人吹乳：《袖珍方》：用猪牙皂角去皮，蜜炙为末。酒服一钱。又诗云：妇人吹奶法如何？皂角烧灰蛤粉和。热酒一杯调八字，管教时刻笑呵呵。

丁肿恶疮：皂角去皮，酥炙焦为末，入麝香少许，人粪少许，和涂。五日后根出。

小儿头疮，黏肥及白秃：用皂角烧黑为末，去痂敷之，不过三次即愈。

小儿恶疮：皂荚水洗，拭干。以少麻油捣烂，涂之。

足上风疮，作痒甚者：皂角炙热，烙之。

大风诸癞：长皂角二十条炙，去皮、子，以酒煎稠，滤过候冷，入雪糕，丸梧子大。每酒下五十丸。

积年疥疮：猪肚内放皂角煮熟，去皂角，食之。

射工水毒，生疮：皂荚长尺二者，苦酒一升煎汁，熬如饴，涂之。

咽喉骨哽：猪牙皂角二条切碎，生绢袋盛缝满，线缚项中，立消。

鱼骨哽咽：皂角末吹鼻取嚏。

九里蜂毒：皂荚钻孔，贴叮处，艾灸孔上三五壮即安。

肾风阴痒：以稻草烧皂角，烟熏十余次即止。

▷子

【修治】敩曰：拣取圆满坚硬不蛀者，以瓶煮熟，剥去硬皮一重，取向里白肉两片，去黄，以铜刀切，晒用。其黄消人肾气。

【气味】辛，温，无毒。

【主治】炒，舂去赤皮，以水浸软，煮熟，糖渍食之，疏导五脏风热壅。

核中白肉，入治肺药。核中黄心，嚼食，治膈痰吞酸。

仁，和血润肠。

治风热大肠虚秘，瘰疬肿毒疮癣。

【发明】机曰：皂角核烧存性，治大便燥结。其性得湿则滑，滑则燥结自通也。

时珍曰：皂荚味辛属金，能通大肠阳明燥金，乃辛以润之之义，非得湿则滑也。

【附方】腰脚风痛不能履地：皂角子一千二百个洗净，以少酥熬香为末，蜜丸梧子大。每空心以蒺藜子、酸枣仁汤下三十丸。

大肠虚秘：风人、虚人、脚气人，大肠或秘或利。用上方服至百丸，以通为度。

肠风下血：皂荚子、槐实各一两，用占谷糠炒香，去糠为末。陈粟米饮下一钱。名神效散。

里急后重：不蛀皂角子（米糠炒过）、枳壳（炒）等分，为末，饭丸梧子大。每米饮下三十丸。

小儿流涎，脾热有痰：皂荚子仁半两，半夏（姜汤泡七次）一钱二分，为末，姜汁丸麻子大。每温水下五丸。

恶水入口及皂荚水入口，热痛不止：以皂荚子（烧存性）一分，冰糖半两，和膏，含之。

风虫牙痛：皂角子末，绵裹弹子大两颗，醋煮热，更互熨之，日三五度。

▷刺

【气味】辛，温，无毒。

【主治】米醋熬嫩刺作煎，涂疮癣有奇效。

治痈肿妒乳，风疠恶疮，胎衣不下，杀虫。

【发明】震亨曰：能引至痈疽溃处，甚验。

时珍曰：皂荚刺治风杀虫，功与荚同，但其锐利直达病所为异耳。《神仙传》云：左亲骑军崔言，一旦得大风恶疾，双目昏盲，眉发自落，鼻梁崩倒，势不可救。遇异人传方：用皂角刺三斤烧灰，蒸一时久，日干为末。食后浓煎大黄汤调一匕，饮之。一旬眉发再生，肌润目明。后入山修道，不知所终。又刘守真《保命集》云：疠风乃营气热，风寒客于脉而不去。宜先用桦皮散服五七日，后灸承浆穴七壮。三灸后，每旦早服桦皮散，午以升麻葛根汤下钱氏泻青丸。晚服二圣散：用大黄末半两煎汤，调皂角刺灰三钱。乃缓疏泄血中之风热也。仍戒房室三年。桦皮散见桦皮下。又追风再造散，即二圣散，云服之便出黑虫为验。数日再服，直候虫尽为绝根也。新虫嘴赤，老虫嘴黑。

【附方】小儿重舌：皂角刺灰，入朴硝或脑子少许，漱口，掺入舌下，涎出自消。

小便淋闭：皂角刺（烧存性）、破故纸等分，为末。无灰酒服。

肠风下血：便前近肾肝，便后近心肺。皂角刺灰二两，胡桃仁、破故纸（炒）、槐花（炒）各一两，为末。每服一钱，米饮下。

胎衣不下：皂角棘烧为末。每服一钱，温酒调下。

妇人乳痛：皂角刺（烧存性）一两，蚌粉一钱，和研。每服一钱，温酒下。

乳汁结毒，产后乳汁不泄，结毒者：皂角刺、蔓荆子各（烧存性）等分为末。每温酒服二钱。

腹内生疮：在肠脏不可药治者。取皂角刺不拘多少，好酒一碗，煎至七分，温服。其脓血悉从小便中出，极效。不饮酒者，水煎亦可。

癌瘭恶疮：皂角刺（烧存性，研），白及少许，为末，敷之。

发背不溃：皂角刺（麦麸炒黄）一两，绵黄耆（焙）一两，甘草半两，为末。每服一大钱，酒一盏，乳香一块，煎七分，去滓温服。

▷木皮

【气味】辛，温，无毒。

【主治】风热痰气，杀虫。

【附方】肺风恶疮瘙痒：用木乳（即皂荚根皮，秋冬采如罗纹者，阴干炙黄）、白蒺藜（炒）、黄耆、人参、枳壳（炒）、甘草（炙）等分为末。沸汤每服一钱。

▷叶

【主治】入洗风疮渫用。

榉

【释名】榉柳、鬼柳。

时珍曰：其树高举，其木如柳，故名。山人讹为鬼柳。郭璞注《尔雅》作柜柳，云似柳，皮可煮饮也。

【集解】弘景曰：榉树山中处处有之。皮似檀、槐，叶如栎、槲。人多识之。

恭曰：所在皆有，多生溪涧水侧。叶似樗而狭长。树大者连抱，高数仞，皮极粗浓，殊不似檀。

时珍曰：榉材红紫，作箱、案之类甚佳。郑樵《通志》云：榉乃榆须而枚烈，其实亦如榆钱之状。乡人采其叶为甜茶。

▷木皮

【气味】苦，大寒，无毒。

【主治】时行头痛，热结在肠胃。

夏日煎饮，去热。

俗用煮汁服，疗水气，断痢。

安胎，止妊妇腹痛。山榉皮：性平，治热毒风熁肿毒。

【附方】毒气攻腹，手足肿痛：榉树皮和槲皮煮汁，煎如饴糖，以榉皮煮浓汁化饮。

蛊毒下血：榉皮一尺，芦根五寸，水二升，煮一升，顿服。当下蛊出。

小儿痢血：梁州榉皮二十分（炙），犀角十二分，水三升，煮取一升，分三服取瘥。

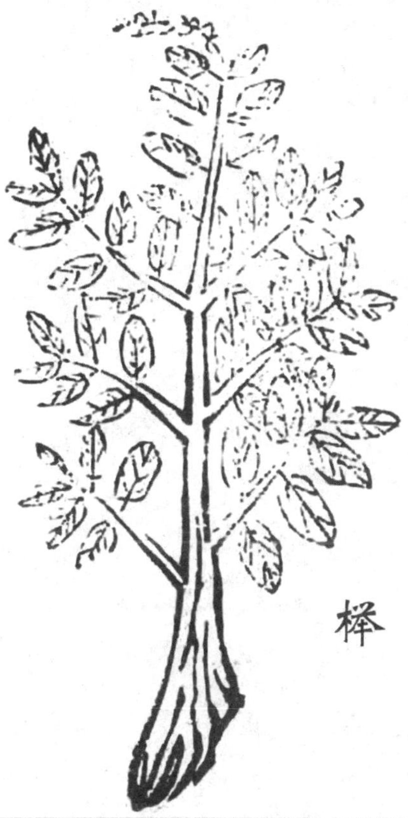

飞血赤眼：榉皮（去粗皮，切）二两，古钱七文，水一升半，煎七合，去滓热洗，日二次。

▷叶

【气味】苦，冷，无毒。

【主治】挼贴火烂疮，有效。

白杨

【释名】独摇。

时珍曰：郑樵《通志》言：白杨一名高飞，与移杨同名。今俗通呼移杨为白杨，且白杨亦因风独摇，故得同名也。

【集解】藏器曰：白杨北土极多，人种墟墓间，树大皮白。其无风自动者，乃移杨，非白杨也。

颂曰：今处处有之，北土尤多。株甚高大，叶圆如梨叶，皮白色，木似杨，采无时。崔豹《古今注》云：『白杨叶圆，青杨叶长』，是也。

时珍曰：白杨木高硕。叶圆似梨而肥大有尖，面青而光，背甚白色，有锯齿。木肌细白，性坚直，用为梁，终不挠曲。与移杨乃一类二种也，治病之功，大抵仿佛。嫩叶亦可救荒，老叶可作酒麴料。

▷木皮

【气味】苦，寒，无毒。

大明曰：酸，冷。

【主治】毒风脚气肿，四肢缓弱不随，毒气游易在皮肤中，痰癖等，酒渍服之。

去风痹宿血，折伤，血沥在骨肉间，痛不可忍，及皮肤风瘙肿，杂五木为汤，浸损处。

治扑损瘀血，并煎酒服。煎膏，可续筋骨。

煎汤日饮，止孕痢。煎醋含漱，止牙痛。煎浆水入盐含漱，治口疮。煎水酿酒，消瘿气。

【附方】妊娠下痢：白杨皮一斤，水一斗，煮取二升，分三服。

项下瘿气：秫米三斗炊熟，取圆叶白杨皮十两，勿令见风，切，水五升，煮取二升，渍麹末五两，如常酿酒。每旦一盏，日再服。

▷枝

【主治】消腹痛，治吻疮。

【附方】口吻烂疮：白杨嫩枝，铁上烧灰，和脂敷之。

腹满癖坚如石，积年不损者：必效方：用白杨木东枝去粗皮，辟风细锉五升，熬黄，以酒五升淋讫，用绢袋盛滓，还纳酒中，密封再宿。每服一合，日三服。

面色不白：白杨皮十八两，桃花一两，白瓜子仁三两，为末。每服方寸匕，日三服。五十日，面及手足皆白。

▷叶

【主治】龋齿，煎水含漱。又治骨疽久发，骨从中出，频捣敷之。

榆

【释名】零榆，白者名枌。

时珍曰：按王安石《字说》云：榆渖俞柔，故谓之榆。其枌则有分之之道，故谓之枌。其荚飘零，故曰零榆。

【集解】《别录》曰：榆皮生颍川山谷。二月采皮，取白曝干。八月采实。并勿令中湿，湿则伤人。

弘景曰：此即今之榆树，取皮刮去上赤皮，亦可临时用之，性至滑利。初生荚仁，以作糜羹，令人多睡，嵇康所谓『榆令人瞑』也。

恭曰：榆三月实熟，寻即落矣。今云八月采实，恐误也。

时珍曰：邢昺《尔雅疏》云：榆有数十种，今人不能尽别，惟知荚榆、白榆、刺榆、榔榆数者而已。荚榆、白榆皆大榆也。有赤、白二种。白者名枌，其木甚高硕。未生叶时，枝条间先生榆荚，形状似钱而小，色白成串，俗呼

榆钱。后方生叶，似山茱萸叶而长，尖艄润泽。嫩叶炸，浸淘过可食。故《内则》云：堇、荁、枌、榆、免、藁、滫瀡以滑之。三月采榆钱可作羹，亦可收至冬酿酒，瀹过晒干可为酱，即榆仁酱也。崔寔《月令》谓之𨢍𨡮者，是也。山榆之荚名芜荑，与此相近，但味稍苦耳。诸榆性皆扇地，故其下五谷不植。古人春取榆火。今人采其白皮为榆面，水调和香剂，黏滑胜于胶漆。

承曰：榆皮湿捣如糊，用粘瓦石极有力。汴洛人以石为碓嘴，用此胶之。

▷白皮

【气味】甘，平，滑利，无毒。

【主治】大小便不通，利水道，除邪气。久服，断谷轻身不饥。其实尤良。

疗肠胃邪热气，消肿，治小儿头疮痂疕。

通经脉。捣涎，敷癣疮。

滑胎，利五淋。治齁喘，疗不眠。

生皮捣，和三年醋滓，封暴患赤肿，女人妒乳肿，日六七易，效。

利窍，渗湿热，行津液，消痈肿。

【发明】时珍曰：榆皮、榆叶，性皆滑利下降，手足太阳、手阳明经药也。故人小便不通，五淋肿满，喘嗽不眠，经脉胎产诸症宜之。《本草十剂》云：滑可去着，冬葵子、榆白皮之属。盖亦取其利窍渗湿热，消留着有形之物尔。气盛而壅者宜之。若胃寒而虚者，久服渗利，恐泄真气。《本经》所谓『久服轻身不饥』，苏颂所谓『榆粉多食不损人』者，恐非确论也。

【附方】断谷不饥：榆皮、檀皮为末，日服数合。

齁喘不止：榆白皮，阴干，焙为末。每日旦夜用水五合，末二钱，煎如胶，服。

久嗽欲死：许明则《有效方》：用厚榆皮削如指大，去黑，刻令如锯，长尺余，纳喉中频出入，当吐脓血而愈。

虚劳白浊：榆白皮二升，水二斗，煮取五升，分五服。

小便气淋：榆枝、石燕子煎水，日服。

五淋涩痛：榆白皮，阴干，焙研。每以二钱，水五合，煎如胶，日二服。

渴而尿多，非淋也：用榆皮二斤，去黑皮，以水一斗，煮取五升，一服三合，日三服。

临月易产：榆皮焙为末。临月，日三服方寸匕，令产极易。

堕胎下血不止：榆白皮、当归（焙）各半两，入生姜，水煎服之。

五色丹毒：俗名游肿，犯者多死，不可轻视。以榆白皮末，鸡子白和，涂之。

小儿虫疮：榆皮末和猪脂涂绵上，覆之。虫出立瘥。

痈疽发背：榆根白皮切，清水洗，捣极烂，和香油敷之，留头出气。燥则以苦茶频润，不黏更换新者。将愈，以桑叶嚼烂，随大小贴之，口合乃止。神效。

▷叶

【气味】同上。

【主治】嫩叶作羹及炸食，消水肿，利小便，下石淋，压丹石。

时珍曰：曝干为末，淡盐水拌，或炙或晒干，拌菜食之，亦辛滑下水气。

煎汁，洗酒齄鼻。同酸枣仁等分蜜丸，日服，治胆热虚劳。

▷花

【主治】小儿痫，小便不利，伤热。

▷荚仁

【气味】微辛，平，无毒。

【主治】作糜羹食，令人多睡。

主妇人带下，和牛肉作羹食。

子酱，似芜荑，能助肺，杀诸虫，下气，令人能食，消心腹间恶气，猝心痛，涂诸疮癣，以陈者良。

芜荑

【释名】莁荑、无姑、木名、梗。

时珍曰：按：《说文》云：梗，山枌榆也。有刺，实为芜荑。《尔雅》云：无姑，其实荑。又云：芜荑，蔱蘠。则此物乃莁树之荚，故名也。

恭曰：𦼮蘠乃蔱蘠二字之误。

【集解】《别录》曰：芜荑生晋山川谷。三月采实，阴干。

弘景曰：今惟出高丽，状如榆荚，气臭如犼，彼人皆以作酱食之。性杀虫，置物中亦辟蛀，但患其臭。

恭曰：今延州、同州者甚好。

《志》曰：河东、河西处处有之。

颂曰：近道亦有之，以太原者良。大抵榆类而差小，其实亦早成，比榆乃大，气臭。郭璞《尔雅注》云：无姑，姑榆也。生山中，叶圆而厚，剥取皮合渍之，其味辛香，所谓芜荑也。采实阴干用。今人又多取作屑，以芼五味，惟陈者良。人收藏之多以盐渍，则失气味，但宜食品，不堪入药。

藏器曰：芜荑气膻者良，乃山榆仁也。

时珍曰：芜荑有大小两种：小者即榆荚也，揉取仁，酝为酱，味尤辛。人多以外物相和，不可不择去之。入药皆用大芜荑，别有种。

【气味】辛，平，无毒。

权曰：苦，平。

诜曰：作酱甚香美，功尤胜于榆仁。可少食之，过多发热，为辛故也。秋月食之，尤宜人。

【主治】五内邪气，散皮肤骨节中淫淫温行毒，去三虫，化食。

逐寸白，散肠中喘息。

主积冷气，心腹症痛，除肌肤节中风淫淫如虫行。

五脏皮肤肢节邪气。长食，治五痔，杀中恶虫毒，诸病不生。

治肠风痔瘘，恶疮疥癣。

杀虫止痛，治妇人子宫风虚，孩子疳泻冷痢。得诃子、豆蔻良。

和猪胆捣，涂热疮。和蜜，治湿癣。和沙牛酪或马酪，治一切疮。

【附方】脾胃有虫，食即作痛，面黄无色：以石州芜荑仁二两，和面炒黄色为末。非时米饮服二钱匕。

制杀诸虫：生芜荑、生槟榔各四两，为末，蒸饼丸梧子大。每服二十丸，白汤下。

疳热有虫，瘦悴，久服充肥：用榆仁一两，黄连一两，为末，猪胆汁七枚和，入碗内，饭上蒸之，一日蒸一次，九蒸乃入麝香半钱，汤浸蒸饼和，丸绿豆大。每服五七丸至一二十丸，米饮下。

小儿虫痫：胃寒虫上诸症，危恶与痫相似。用白芜荑、干漆（烧存性）等分，为末。米饮调服一字至一钱。

结阳下血：芜荑一两捣烂，纸压去油，为末，以雄猪胆汁丸梧子大。每服九丸，甘草汤下，日五服。三日断根。

脾胃气泄，久患不止：芜荑五两捣末，饭丸梧子大。每日空心、午饭前，陈米饮下三十丸。久服，去三尸，益神驻颜。此方得之章镣，曾用得力。

膀胱气息：宜下气。用芜荑捣和食盐末等分，以绵裹如枣大，纳下部，或下恶汁，并下气佳。

婴孩惊喑，风后失喑不能言：肥儿丸：用芜荑（炒）、神曲（炒）、麦蘖（炒）、黄连（炒）各一钱，为末，猪胆汁打糊丸黍米大。每服十丸，木通汤下。黄连能去心窍恶血。

腹中鳖瘕：平时嗜酒，血入于酒则为酒鳖；平时多气，血凝于气则为气鳖；虚劳痼冷，败血杂痰，则为血鳖。摇头掉尾，如虫之行，上侵人咽，下蚀人肛，或附胁背，或隐胸腹，大则如鳖，小或如钱。治法惟用芜荑（炒）煎服之，兼用暖胃益血理中之类，乃可杀之。若徒事雷丸、锡灰之类，无益也。

苏方木

【释名】苏木。

时珍曰：海岛有苏方国，其地产此木，故名。今人省呼为苏木尔。

【集解】恭曰：苏方木自南海、昆仑来，而交州、爱州亦有之。树似庵罗，叶若榆叶而无涩，抽条长丈许，花黄，子青熟黑。其木，人用染绛色。

珣曰：按徐表《南州记》云：生海畔。叶似绛，木若女贞。

时珍曰：按：嵇含《南方草木状》云：苏方树类槐，黄花黑子，出九真。煎汁忌铁器，则色黯。其木蠹之粪名曰紫纳，亦可用。暹罗国人贱用如薪。

【气味】甘、咸，平，无毒。

杲曰：甘、咸，凉。可升或降，阳中阴也。

好古曰：味甘而微酸、辛，其性平。

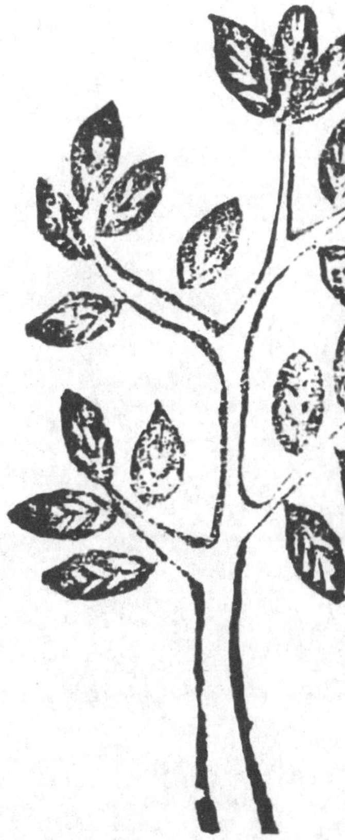

苏方木

【主治】破血。产后血胀闷欲死者，水煮五两，取浓汁服。

妇人血气心腹痛，月候不调及蓐劳，排脓止痛，消痈肿扑损淤血，女人失音血噤，赤白痢，并后分急痛。

虚劳血癖气壅滞，产后恶露不安，心腹搅痛，及经络不通，男女中风，口噤不语。并宜细研乳头香末方寸匕，以酒煎苏方木，调服。立吐恶物瘥。

霍乱呕逆，及人常呕吐，用水煎服。

破疮疡死血，产后败血。

【发明】元素曰：苏木性凉，味微辛。发散表里风气，宜与防风同用。又能破死血，产后血肿胀满欲死者宜之。

时珍曰：苏方木乃三阴经血分药。少用则和血，多用则破血。

【附方】产后血运：苏方木三两，水五升，煎取二升，分服。

产后气喘，面黑欲死，乃血入肺也：用苏木二两，水两碗，煮一碗，入人参末一两服。随时加减，神效不可言。

破伤风病：苏方木为散三钱，酒服立效。名独圣散。

偏坠肿痛：苏方木二两，好酒一壶煮熟，频饮立好。

金疮接指：凡指断及刀斧伤，用真苏木末敷之，外以蚕茧包缚完固，数日如故。

桦木

【释名】槶。

时珍曰：画工以皮烧烟熏纸，作古画字，故名槶。俗省作桦字也。

【集解】藏器曰：桦木似山桃，皮堪为烛。

时珍曰：桦木生辽东及临洮、河州、西北诸地。其木色黄，有小斑点红色，能收肥腻。其皮厚而轻虚软柔，皮匠家用衬靴里，及为刀靶之类，谓之暖皮。胡人尤重之。以皮卷蜡，可作烛点。

▷木皮

【气味】苦，平，无毒。

【主治】诸黄疸，浓煮汁饮之良。

煮汁冷饮，主伤寒时行热毒疮，特良。即今豌豆疮也。

烧灰合他药，治肺风毒。

治乳痈。

【附方】乳痈初发：肿痛结硬欲破，一服即瘥。以北来真桦皮烧存性，研，无灰酒温服方寸匕，即卧，觉即瘥也。

乳痈腐烂：靴内年久桦皮，烧灰。酒服一钱，日一服。

肺风毒疮：遍身疮疥如疠，及瘾疹瘙痒，面上风刺，妇人粉刺，并用桦皮散主之。桦皮（烧灰）四两，枳壳（去穰，烧）四两，荆芥穗二两，炙甘草半两，各为末，杏仁（水煮过，去皮、尖）二两（研泥），同研匀。每服二钱，食后温酒调下。疮疥甚者，日三服。

染黑须发：桦皮一片，包侧柏一枝，烧烟熏香油碗内成烟，以手抹在须鬓上，即黑也。

▷脂

【主治】烧之，辟鬼邪。

棕榈

【释名】栟榈。

时珍曰：皮中毛缕如马之鬃鬣，故名。椶俗作棕。鬣音闾，鬃也。栟音并。

【集解】颂曰：棕榈出岭南、西川，今江南亦有之。木高一二丈，无枝条。叶大而圆，有如车轮，萃于树杪。其下有皮重叠裹之，每皮一匝，为一节。二旬一采，皮转复生上。六七月生黄白花。八九月结实，作房如鱼子，黑色。九月、十月采其皮用。《山海经》云：石翠之山，其木多棕是也。

藏器曰：其皮作绳，入土千岁不烂。昔有人开冢得之，索已生根。岭南有桄榔、槟榔、椰子、冬叶、虎散、多罗等木，叶皆与栟榈相类。

时珍曰：棕榈，川、广甚多，今江南亦种之，最难长。初生叶如白及叶，高二三尺则木端数叶大如扇，上耸，四散歧裂。其茎三棱，四时不凋。其干正直无枝，近叶处有皮裹之，每长一层即为一节。干身赤黑，皆筋络，宜为钟杵，亦可旋为器物。其皮有丝毛，错纵如织，剥取缕解，可织衣、帽、褥、椅之属，大为时利。每岁必两三剥之，否则树死，或不长也。三月于木端茎中出数黄苞，苞中有细子成列，乃花之孕也，状如鱼腹孕子，谓之棕鱼，亦曰棕笋。渐长出苞，则成花穗，黄白色。结实累累，大如豆，生黄熟黑，甚坚实。或云：南方此木有两种：一种有皮丝，可作绳；一种小而无丝，惟叶可作帚。郑樵《通志》以为王彗者，非也。王彗乃落帚之名，即地肤子。别有蒲葵，叶与此相似而柔薄，可为扇、笠，许慎《说文》以为棕榈亦误矣。

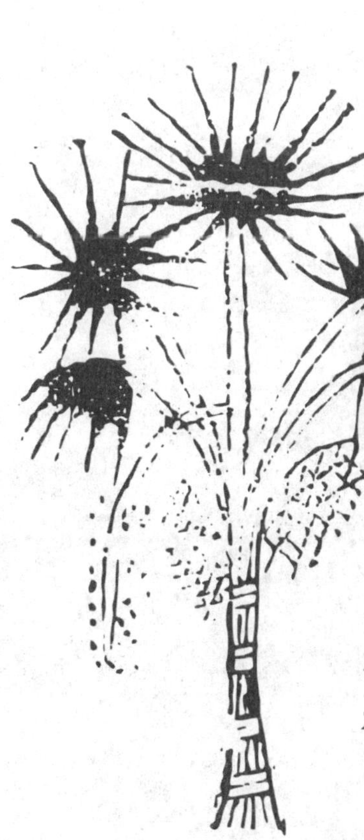
棕榈

▷笋及子花

【气味】苦，涩，平，无毒。

藏器曰：有小毒，戟人喉，未可轻服。

时珍曰：棕鱼，皆言有毒不可食，而广、蜀人蜜

煮、醋浸，以供佛，寄远，苏东坡亦有食棕笋诗，乃制去其毒尔。

【主治】涩肠，止泻痢肠风，崩中带下，及养血。

【附方】大肠下血：棕笋煮熟，切片晒干为末，蜜汤或酒服一二钱。

▷皮

【气味】同子。

【主治】止鼻衄吐血，破症，治肠风赤白痢，崩中带下，烧存性用。

主金疮疥癣，生肌止血。

【发明】时珍曰：棕灰性涩，若失血去多，瘀滞已尽者，用之切当，所谓涩可去脱也。与乱发同用更良。年久败棕入药尤妙。

【附方】鼻血不止：棕榈灰，随左右吹之。

血崩不止：棕榈皮（烧存性），空心淡酒服三钱。一方加煅白矾等分。

血淋不止：棕榈皮（半烧半炒）为末，每服二钱，甚效。

巴豆

【释名】巴菽、刚子。

时珍曰：此物出巴蜀，而形如菽豆，故以名之。《宋本草》一名巴椒，乃菽字传讹也。雷敩《炮炙论》又分紧小色黄者为巴，有三棱色黑者为豆，小而两头尖者为刚子。云巴与豆可用，刚子不可用（杀人）。其说殊乖。盖紧小者是雌，有棱及两头尖者是雄。雄者峻利，雌者稍缓也。用之得宜，皆有功力；用之失宜，参、术亦能为害，况巴豆乎？

【集解】《别录》曰：巴豆生巴郡川谷。八月采，阴干用之，去心、皮。

时珍曰：巴豆房似大风子壳而脆薄，子及仁皆似海松子。所云似白豆蔻者，殊不类。

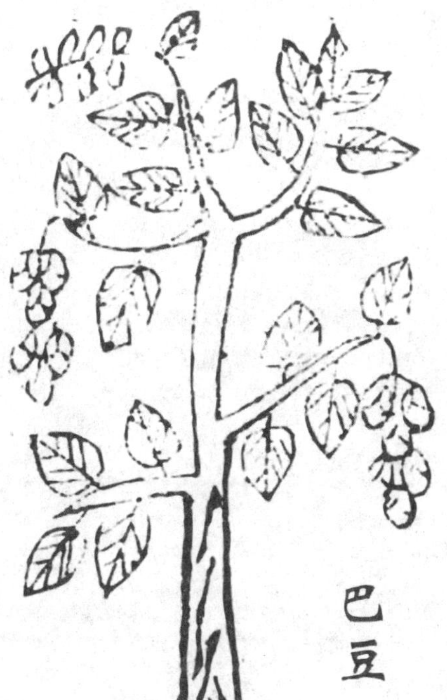

【修治】弘景曰：巴豆最能泻人，新者佳，用之去心、皮，熬令黄黑，捣如膏，乃和丸散。

大明曰：凡入丸散，炒用不如去心、膜，换水煮五度（各一沸也）。

时珍曰：巴豆有用仁者，用壳者，用油者，有生用者，麸炒者，醋煮者，烧存性者，有研烂以纸包压去油者（谓之巴豆霜）。

【气味】辛，温，有毒。

时珍曰：巴豆气热味辛，生猛熟缓，能吐能下，能止能行，是可升可降药也。《别录》言其熟则性寒，张氏言其降，李氏言其浮，皆泥于一偏矣。盖此物不去膜则伤胃，不去心则作呕，以沉香水浸则能升能降，与大黄同用泻人反缓，为其性相畏也。王充《论衡》云：万物含太阳火气而生者，皆有毒。故巴豆辛热有毒。

【主治】伤寒温疟寒热，破症瘕结聚坚积，留饮痰癖，大腹，荡练五脏六腑，开通闭塞，利水谷道，去恶肉，除鬼毒蛊疰邪物，杀虫鱼。治十种水肿，痿痹，落胎。

疗女子月闭烂胎，金疮脓血，不利丈夫阴，杀斑蝥蛇虺毒。可炼饵之，益血脉，令人色好，变化与鬼神通。

治十种水肿，痿痹，落胎。

通宣一切病，泄壅滞，除风补劳，健脾开胃，消痰破血，排脓消肿毒，杀腹脏虫，治恶疮息肉，及疥癞疔肿。

导气消积，去脏腑停寒，治生冷硬物所伤。

治泻痢惊痫，心腹痛疝气，风喎耳聋，喉痹牙痛，通利关窍。

【发明】元素曰：巴豆乃斩关夺门之将，不可轻用。

震亨曰：巴豆去胃中寒积。无寒积者勿用。

元素曰：世以巴豆热药治酒病膈气，以其辛热能开肠胃郁结也。但郁结虽开，而亡血液，损其真阴。

从正曰：伤寒风湿，小儿疮痘，妇人产后，用之下膈，不死亦危。奈何庸人畏大黄而不畏巴豆，以其性热而剂小耳。岂知以蜡匮之，犹能下后使人津液枯竭，胸热口燥，耗却天真，留毒不去，他病转生。故下药宜以为禁。

时珍曰：巴豆峻用则有戡乱劫病之功，微用亦有抚缓调中之妙。譬之萧、曹、绛、灌，乃勇猛武夫，而用之为相，亦能辅治太平。王海藏言其可以通肠，可以止泻，此发千古之秘也。一老妇年六十余，病溏泄已五年，肉食、油物、生冷犯之即作痛。服调脾、升提、止涩诸药，入腹则泄反甚。延余诊之，脉沉而滑，此乃脾胃久伤，冷积凝滞所致。王太仆所谓大寒凝内，久利溏泄，愈而复发，绵历岁年者。法当以热下之，则寒去利止。遂用蜡匮巴豆丸药五十丸与服，二日大便不通亦不利，其泄

遂愈。自是每用治泄痢积滞诸病，皆不泻而病愈者近百人。妙在配合得宜，药病相对耳。苟用所不当用，则犯轻用损阴之戒矣。

【正误】弘景曰：道家亦有炼饵法，服之云可神仙。人吞一枚便死，而鼠食之三年重三十斤，物性乃有相耐如此。

时珍曰：汉时方士言巴豆炼饵，令人色好神仙，《名医别录》采入本草。张华《博物志》言鼠食巴豆重三十斤。一谬一诬，陶氏信为实语，误矣。又言人吞一枚即死，亦近过情，今并正之。

【附方】寒澼宿食不消，大便闭塞：巴豆仁一升，清酒五升，煮三日三夜，研熟，合酒微火煎令可，丸如豌豆大。每服一丸，水下。欲吐者，二丸。

水蛊大腹，动摇水声，皮肤色黑：巴豆九十枚（去心、皮，熬黄），杏仁六十枚（去皮、尖，熬黄），捣丸小豆大。水下一丸，以利为度。勿饮酒。

食疟积疟：巴豆（去皮、心）二钱，皂荚（去皮、子）六钱，捣丸绿豆大。一服一丸，冷汤下。

积滞泄痢，腹痛里急：杏仁（去皮、尖）、巴豆（去皮、心）各四十九个，同烧存性，研泥，熔蜡和，丸绿豆大。每服二三丸，煎大黄汤下，间日一服。一加百草霜三钱。

气痢赤白：巴豆一两去皮、心，熬研，以熟猪肝丸绿豆大。空心米饮下三四丸，量人用。此乃郑獬侍御所传方也。

泻血不止：巴豆一个去皮，以鸡子开一孔纳入，纸封煨熟，去豆食之，其病即止。虚人分作二服，决效。

小儿下痢赤白：用巴豆（煨熟，去油）一钱，百草霜二钱。研末，飞罗面煮糊，丸黍米大，量人用之。赤用甘草汤，白用米汤，赤白用姜汤下。

夏月水泻不止：巴豆一粒，针头烧存性，化蜡和作一丸，倒流水下。

小儿吐泻：巴豆一个（针穿灯上烧过），黄蜡一豆大（灯上烧，滴入水中），同杵丸黍米大。每用五七丸，莲子、灯心汤下。

痈疽恶肉：乌金膏：解一切疮毒，及腐化淤肉，最能推陈致新。巴豆仁炒焦，研膏，点痛处则解毒，涂淤肉上则自化。加乳香少许亦可。若毒深不能收敛者，宜作捻纴之，不致成疮。

疣痣黑子：巴豆一钱（石灰炒过），人言一钱，糯米五分（炒），研点之。

箭镞入肉不可拔出者：用新巴豆仁（略熬），与蜣螂同研涂之，斯须痛定，微痒忍之，待极痒不可忍，便撼拔动之，取出，速以生肌膏敷之而痊。亦治疮肿。夏侯郸在润州得此方，后至洪州，旅舍主人妻病背疮，呻吟不已，郸用此方试之，即痛止也。

小儿痰喘：巴豆一粒，杵烂，绵裹塞鼻，男左女右，痰即自下。

牛疫动头：巴豆二粒（研），生麻油三两，浆水半升，和灌之。

▷油

【主治】中风痰厥气厥，中恶喉痹，一切急病，咽喉不通，牙关紧闭。以研烂巴豆绵纸包，压取油作捻点灯，吹灭熏鼻中，或用热烟刺入喉内，即时出涎或恶血便苏。又舌上无故出血，以熏舌之上下，自止。

▷壳

【主治】消积滞，治泻痢。

【附方】一切泻痢：脉浮洪者，多日难已；脉微小者，服之立止。名胜金膏。巴豆皮、楮叶同烧存性研，化蜡丸绿豆大。每甘草汤下五丸。

痢频脱肛，黑色坚硬：用巴豆壳烧灰，芭蕉自然汁煮，入朴硝少许，洗软，用真麻油点火滴于上，以枯矾、龙骨少许为末，掺肛头上，以芭蕉叶托入。

▷树根

【主治】痈疽发背，脑疽鬓疽大患。掘取洗捣，敷患处，留头，妙不可言。收根阴干，临时水捣亦可。

桑

【释名】子名椹。

时珍曰：徐锴《说文解字》云：叒，音若，东方自然神木之名，其字象形。桑乃蚕所食，叶之神木，故加木于叒下而别之名。《典术》云：桑乃箕星之精。

【集解】颂曰：方书称桑之功最神，在人资用尤多。《尔雅》云：桑辨有葚者栀。又云：女桑，桋桑。檿桑，山桑。郭璞云：辨，半也。葚与椹同。一半有椹，一半无椹，名栀。俗间呼桑之小而条长者，皆为女桑。其山桑似桑，材中弓弩；檿桑丝中琴瑟，皆材之美者也，他木鲜及之。

时珍曰：桑有数种：有白桑，叶大如掌而厚；鸡桑，叶花而薄；子桑，先椹而后叶；山桑，叶尖而长。以子种者，不若压条而分者。桑生黄衣，谓之金桑，其木必将槁矣。《种树书》云：桑以构接则桑大。桑根下埋龟甲，则茂盛不蛀。

▷桑根白皮

【修治】弘景曰：东行桑根乃易得，而江边多出土，不

可轻信。

时珍曰：古本草言桑根见地上者名马领，有毒杀人。旁行出土者名伏蛇，亦有毒而治心痛。故吴淑《事类赋》云：伏蛇疗疾，马领杀人。

【气味】甘，寒，无毒。

权曰：平。

大明曰：温。

元素曰：苦、酸。

杲曰：甘，辛，寒。可升可降，阳中阴也。

好古曰：甘浓而辛薄，入手太阴经。

之才曰：续断、桂心、麻子为之使。

【主治】伤中，五劳六极，羸瘦，崩中绝脉，补虚益气。

去肺中水气，唾血热渴，水肿腹满胪胀，利水道，去寸白，可以缝金疮。

治肺气喘满，虚劳客热头痛，内补不足。

煮汁饮，利五脏。入散用，下一切风气水气。

调中下气，消痰止渴，开胃下食，杀腹脏虫，止霍乱吐泻。研汁，治小儿夹吊惊痫客忤，及敷鹅口疮，大验。

【发明】杲曰：桑白皮，甘以固元气之不足而补虚，辛以泻肺气之有余而止嗽。又云：桑白皮泻肺，然性不纯良，不宜多用。

时珍曰：桑白皮长于利小水，乃实则泻其子也，故肺中有水气及肺火有余者宜之。《十剂》云：燥可去湿，桑白皮、赤小豆之属是矣。宋医钱乙治肺气热盛，咳嗽而后喘，面肿身热，泻白散：用桑白皮（炒）一两，地骨皮（焙）一两，甘草（炒）半两。每服一二钱，入粳米百粒，水煎，食后温服。桑白皮、地骨皮皆能泻火从小便去，甘草泻火而缓中，粳米清肺而养血，此乃泻肺诸方之准绳也。元医罗天益言其泻肺中伏火而补正气，泻邪所以补正也。若肺虚而小便利者，不宜用之。

【附方】咳嗽吐血，甚者殷鲜：桑根白皮一斤，米泔

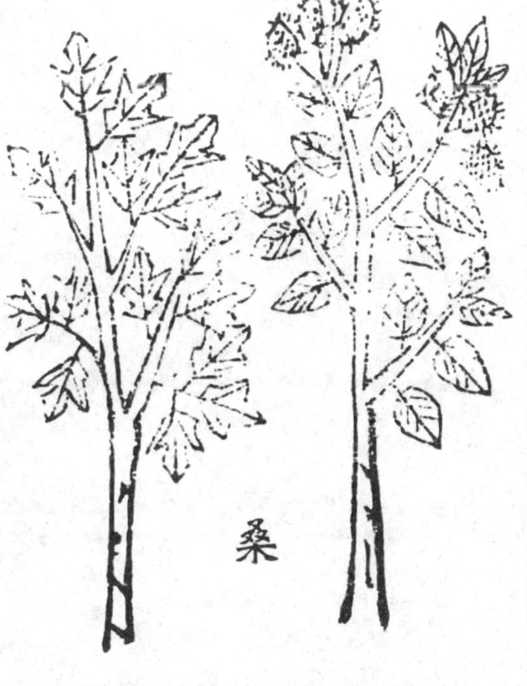

浸三宿，刮去黄皮，锉细，入糯米四两，焙干为末。每服一钱，米饮下。

消渴尿多：入地三尺桑根，剥取白皮炙黄黑，锉，以水煮浓汁，随意饮之。亦可入少米。勿用盐。

产后下血：炙桑白皮，煮水饮之。

血露不绝：锯截桑根，取屑五指撮，以醇酒服之，日三服。

坠马拗损：桑根白皮五斤为末，水一升煎膏，敷之便止。已后亦无宿血，终不发动。

金刃伤疮：新桑白皮烧灰，和马粪涂疮上，数易之。亦可煮汁服之。

杂物眯眼：新桑根白皮洗净，捶烂入眼，拨之自出。

发鬓堕落：桑白皮（锉）二升。以水淹浸，煮五六沸，去滓，频频洗沐，自不落也。

发槁不泽：桑根白皮、柏叶各一斤，煎汁沐之即润。

小儿重舌：桑根白皮煮汁，涂乳上饮之。

小儿流涎：脾热也，胸膈有痰。新桑根白皮捣自然汁涂之，甚效。干者煎水。

小儿天吊，惊痫客忤：家桑东行根取研汁服。

小儿火丹：桑根白皮煮汁浴之。或为末，羊膏和涂之。

石痈坚硬，不作脓者：蜀桑白皮阴干为末，烊胶和酒调敷，以软为度。

▷皮中白汁

【主治】小儿口疮白漫，拭净涂之便愈。又涂金刃所伤燥痛，须臾血止，仍以白皮裹之，甚良。

涂蛇、蜈蚣、蜘蛛伤，有验。取枝烧沥，治大风疮疥，生眉、发。

【附方】小儿鹅口：桑皮汁，和胡粉涂之。

小儿唇肿：桑木汁涂之，即愈。

解百毒气：桑白汁一合服之，须臾吐利自出。

破伤中风：桑沥、好酒，对和温服，以醉为度。醒服消风散。

▷桑葚

【主治】单食，止消渴。

利五脏关节，通血气。久服不饥，安魂镇神，令人聪明，变白不老。多收曝干为末，蜜丸日服。

捣汁饮，解中酒毒。酿酒服，利水气消肿。

【发明】时珍曰：椹有乌、白二种。杨氏《产乳》云：孩子不得与桑椹，令儿心寒。而陆机《诗疏》云：鸠食桑椹多则醉伤其性，何耶？《四民月令》云：四月宜饮桑椹酒，能理百种风热。其法用椹汁三斗，重汤煮至一斗半，入白蜜二合，酥油一两，生姜一合，煮令得

所，瓶收。每服一合，和酒饮之。亦可以汁熬烧酒，藏之经年，味力愈佳。史言魏武帝军乏食，得干椹以济饥。金末大荒，民皆食椹，获活者不可胜计。则椹之干湿皆可救荒，平时不可不收采也。

【附方】水肿胀满：水不下则满溢，水下则虚竭还胀，十无一活，宜用桑椹酒治之。桑心皮切，以水二斗，煮汁一斗，入桑椹再煮，取五升，以糯饭五升，酿酒饮。

瘰疬结核：文武膏：用文武实（即桑葚子）二斗（黑熟者），以布取汁，银、石器熬成膏。每白汤调服一匙，日三服。

诸骨哽咽：红椹子细嚼，先咽汁，后咽滓，新水送下。干者亦可。

小儿赤秃：桑椹取汁，频服。

小儿白秃：黑葚入罂中曝三七日，化为水，洗之，三七日神效。

拔白变黑：黑葚一斤，蝌蚪一斤，瓶盛封闭，悬屋东头一百日，尽化为黑泥，以染白发如漆。

发白不生：黑熟桑椹，水浸日晒，搽涂，令黑而复生也。

阴症腹痛：桑椹绢包风干，过伏天，为末。每服三钱，热酒下，取汗。

▷叶

【气味】苦、甘，寒，有小毒。

大明曰：家桑叶暖，无毒。

【主治】除寒热，出汗。

汁，解蜈蚣毒。

煎浓汁服，能除脚气水肿，利大小肠。

炙熟煎饮，代茶止渴。

煎饮，利五脏，通关节，下气。嫩叶煎酒服，治一切风。蒸熟（捣），罯风痛出汗，并扑损淤血。捣烂，涂蛇、虫伤。

研汁，治金疮及小儿吻疮。煎汁服，止霍乱腹吐痛下，亦可以干叶煮之。鸡桑叶：煮汁熬膏服，去老风及宿血。

治劳热咳嗽，明目长发。

【发明】颂曰：桑叶可常服。神仙服食方：以四月桑茂盛时采叶。又十月霜后三分，二分已落时，一分在者，名神仙叶。即采取，与前叶同阴干捣末，丸、散任服，或煎水代茶饮之。又霜后叶煮汤，淋渫手足，去风痹殊胜。又微炙和桑衣煎服，治痢及金疮诸损伤，止血。

震亨曰：经霜桑叶研末，米饮服，止盗汗。

时珍曰：桑叶乃手、足阳明之药，汁煎代茗，能止消渴。

【附方】风眼下泪：腊月不落桑叶煎汤，日日温洗。或

入芒硝。

赤眼涩痛：桑叶为末，纸卷烧烟熏鼻取效，《海上方》也。

头发不长：桑叶、麻叶煮泔水沐之，七次可长数尺。

吐血不止：晚桑叶焙研，凉茶服三钱。只一服止，后用补肝肺药。

小儿渴疾：桑叶不拘多少，逐片染生蜜，绵系蒂上，绷，阴干细切，煎汁日饮代茶。

霍乱转筋，入腹烦闷：桑叶一握，煎饮，一二服立定。

大肠脱肛：黄皮桑树叶三升，水煎过，带温罨纳之。

肺毒风疮，状如大风：绿云散：用好桑叶净洗蒸熟（一宿），日干为末。水调二钱匕服。

痈口不敛：经霜黄桑叶为末，敷之。

穿掌肿毒：新桑叶研烂，盦之即愈。

汤火伤疮：经霜桑叶烧存性，为末，油和敷之。三日愈。

手足麻木不知痛痒：霜降后桑叶煎汤，频洗。

▷枝

【气味】苦，平。

【主治】遍体风痒干燥，水气、脚气、风气，四肢拘挛，上气眼晕，肺气咳嗽，消食利小便。久服轻身，聪明耳目，令人光泽。疗口干及痈疽后渴，用嫩条细切一升，熬香煎饮，亦无禁忌。久服，终身不患偏风。

出《近效方》，名桑枝煎。一法：用花桑枝寸锉，炒香，瓦器煮减一半，再入银器，重汤熬减一半。或入少蜜亦可。

【发明】颂曰：桑枝不冷不热，可以常服。《抱朴子》言：《仙经》云：一切仙药，不得桑煎不服。

时珍曰：煎药用桑者，取其能利关节，除风寒湿痹诸痛也。观《灵枢经》治寒痹内热，用桂酒法，以桑炭炙布巾，熨痹处；治口僻用马膏法，以桑钩钩其口，及坐桑灰上，皆取此意也。又痈疽发背不起发，或瘀肉不腐溃，及阴疮、瘰疬、流注、臁疮、顽疮、恶疮久不愈者，用桑木灸法，未溃则拔毒止痛，已溃则补接阳气，亦取桑通关节，去风寒，火性畅达，出郁毒之意。其法以干桑木劈成细片，扎作小把，然火吹息，炙患处。每吹炙片时，以瘀肉腐动为度，内服补托药，诚良方也。又按赵溍《养疴漫笔》云：越州一学录少年苦嗽，百药不效。或令用南向柔桑条一束，每条寸折纳锅中，以水五碗，煎至一碗，盛瓦器中，渴即饮之，服一月而愈。此亦桑枝煎变法尔。

【附方】服食变白，久服通血气，利五脏：鸡桑嫩枝，阴干为末，蜜和作丸。每日酒服六十丸。

水气脚气：桑条二两，炒香，以水一升，煎二合。每日空心服之，亦无禁忌。

解中蛊毒：令人腹内坚痛，面黄青色，淋露骨立，病变不常。桑木心（锉）一斛，着釜中，以水淹三斗，煮取二斗，澄清，微火煎得五升。空心服五合，则吐蛊毒出也。

刺伤手足，犯露水肿痛，多杀人：以桑枝三条，煻火炮热断之，以头柱疮上令热，冷即易之，尽三条则疮自烂。

紫白癜风：桑枝十斤，益母草三斤，水五斗，慢火煮至五斤，去滓再煎成膏。每卧时温酒调服半合，以愈为度。

▷桑柴灰

【气味】辛，寒，有小毒。

【主治】蒸淋取汁为煎，与冬灰等分，同灭痣疵黑子，蚀恶肉。煮小豆食，大下水胀。敷金疮，止血生肌。

桑霜，治噎食积块。

【附方】目赤肿痛：桑灰一两，黄连半两，为末。每以一钱泡汤，澄清洗之。

洗青盲眼：正月八，二月八，三月六，四月四，五月五，六月二，七月七，八月二十，九月十二，十月十七，十一月二十六，十二月三十日。每遇上件神日，用桑柴灰一合，煎汤沃之，于瓷器中，澄取极清，稍熟洗之。如冷即重汤顿温，不住手洗。久久视物如鹰鹘也。一法以桑灰、童子小便和作丸。每用一丸，泡汤澄洗。

身面水肿，坐卧不得：取东引花桑枝，烧灰淋汁，煮赤小豆。每饥即饱食之，不得吃汤饮。

面上痣疵：寒食前后，取桑条，烧灰，淋汁，入石灰熬膏，以自己唾调点之，自落也。

白癜驳风：桑柴灰二斗，甑内蒸之，取釜内热汤洗。不过五六度，瘥。

大风恶疾，眉发脱落：以桑柴灰热汤淋取汁，洗头面（以大豆水研浆，解泽灰味，弥佳）。次用熟水，入绿豆面濯之。三日一洗头，一日一洗面，不过十度良。

狐尿刺人，肿痛欲死：热桑灰汁渍之，冷即易。

金疮作痛：桑柴灰筛细，敷之。

疮伤风水，肿痛入腹，则杀人：多以桑灰淋汁渍之，冷复易。

头风白屑：桑灰淋汁沐之，神良。

柘

【释名】柘。

时珍曰：按陆佃《埤雅》云：柘宜山石，柞宜山阜。柘之从石，其取此义欤？

【集解】时珍曰：处处山中有之。喜丛生，干疏而直。叶丰而厚，团而有尖。其叶饲蚕，取丝作琴瑟，清响胜常。《尔雅》所谓棘茧，即此蚕也。《考工记》云：弓人取材以柘为上。其实状如桑子，而圆粒如椒，名佳子。其木染黄赤色，谓之柘黄，天子所服。《相感志》云：柘木以酒醋调矿灰涂之，一宿则作间道乌木文。物性相伏也。

▷木白皮

【气味】甘，温，无毒。

【主治】妇人崩中血结，疟疾。

煮汁酿酒服，主风虚耳聋，补劳损虚羸，腰肾冷，梦与人交接泄精者。

【发明】时珍曰：柘能通肾气，故《圣惠方》治耳鸣耳聋一二十年者，有柘根酒。用柘根二十斤，菖蒲五斗，各以水一石，煮取汁五斗。故铁二十斤锻赤，以水五斗浸取清，合水一石五斗，用米二石，曲二斗，如常酿酒成。用真磁石三斤为末，浸酒中三宿。日夜饮之，取小醉而眠。闻人声乃止。

【附方】飞丝入目：柘浆点之，以绵蘸水拭去。

洗目令明：柘木煎汤，按日温洗，自寅至亥乃止，无不效者。正月初二，二月初二，三月不洗，四月初五，五月十五，六月十一，七月初七，八月初二，九月初二，十月十九，十一月不洗，十二月十四日。徐神翁方也。

小儿鹅口重舌：柘根五斤（锉），水五升，煮二升，去滓，煎取五合，频涂之。无根，弓材亦可。

楮

【释名】谷桑。

颂曰：陆玑《诗疏》云：构，幽州谓之谷桑，或曰楮桑。荆扬、交广谓之谷。

时珍曰：楮本作柠，其皮可绩为纻故也。楚人呼乳为谷，其木中白汁如乳，故以名之。陆佃《埤雅》作谷米之谷，训为善者，误矣。或以楮、构为二物者，亦误矣。

【集解】《别录》曰：楮实生少室山，所在有之。八月、九月采实日干，四十日成。

弘景曰：此即今构树也。南人呼谷纸亦为楮纸。武陵人作谷皮衣，甚坚好。

时珍曰：按许慎《说文》言楮、谷乃一种也，不必分别，惟辨雌雄耳。雄者皮斑而叶无桠叉，三月开花成长穗，如柳花状，不结实，歉年人采花食之。雌者皮白而叶有桠叉，亦开碎花，结实如杨梅，半熟时水操去子，蜜煎作果食。二种树并易生，叶多涩毛。南人剥皮捣煮造纸，亦缉练为布，不坚易朽。裴渊《广州记》言：蛮夷取谷皮熟

本草纲目

搥为揭里罽布，以拟毡，甚暖也。其木腐后生菌耳，味甚佳好。

▷楮实

【气味】甘，寒，无毒。

【主治】阴痿水肿，益气充肌明目。久服，不饥不老，轻身。

壮筋骨，助阳气，补虚劳，健腰膝，益颜色。

【发明】弘景曰：仙方采捣取汁和丹用，亦干服，使人通神见鬼。

时珍曰：《别录》载楮实功用大补益，而《修真秘旨书》言久服令人成骨软之痿。《济生秘览》治骨哽，用楮实煎汤服之，岂非软骨之征乎？按《南唐书》云：烈祖食饴喉中噎，国医莫能愈。吴廷绍独请进楮实汤，一服疾失去。群医他日取用皆不验，扣廷绍。答云：噎因甘起，故以此治之。愚谓此乃治骨鲠软坚之义尔，群医用治他噎，故不验也。

【附方】水气蛊胀：楮实子丸，以洁净府。用楮实子一斗，水二斗，熬成膏。茯苓三两，白丁香一两半，为末，以膏和，丸梧子大。从少至多，服至小便清利，胀减为度。后服治中汤养之。忌甘苦峻补及发动之物。

肝热生翳：楮实子研细，食后蜜汤服一钱，日再服。

喉痹喉风：五月五日（或六月六日、七月七日），采楮桃阴干。每用一个为末，井华水服之。重者以两个。

身面石疽，状如痤疖而皮厚：谷子捣，敷之。

金疮出血：谷子捣，敷之。

目昏难视：楮桃、荆芥穗各五百枚，为末，炼蜜丸弹子大。食后嚼一丸，薄荷汤送下，一日三服。

▷叶

【气味】甘，凉，无毒。

【主治】小儿身热，食不生肌。可作浴汤。又主恶疮生肉。

治刺风身痒。

楮

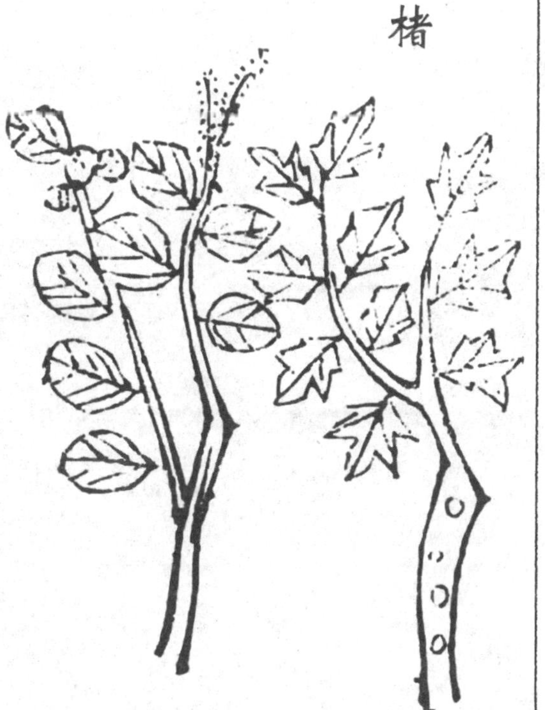

治鼻衄数升不断者，捣汁三升，再三服之，良久即止。嫩茹之，去四肢风痹，赤白下痢。

利小便，去风湿肿胀，白浊、疝气、癣疮。

【附方】老少瘴痢，日夜百余度者：取干楮叶三两（熬），捣为末。每服方寸匕，乌梅汤下，日再服。取羊肉裹末，纳肛中，利出即止。

小儿下痢赤白，作渴，得水又呕逆者：构叶炙香，以饮浆半升浸至水绿，去叶。以木瓜一个切，纳汁中，煮二三沸，细细饮之。

脱肛不收：五花构叶阴干为末。每服二钱，米饮调下。兼涂肠头。

小便白浊：构叶为末，蒸饼丸梧子大。每服三十丸，白汤下。

通身水肿：楮枝叶煎汁如饧。空腹服一匕，日三服。

虚肥面肿，积年气上如水病，但脚不肿：用楮叶八两，以水一斗，煮取六升，去滓，纳米煮粥，常食勿绝。

猝风不语：谷枝叶锉细，酒煮沫出，随多少，日匕饮之。

人耽睡卧：花谷叶晒，研末。汤服一二钱，取瘥止。

吐血鼻血：楮叶捣汁一二升，旋旋温饮之。

一切眼翳：三月收谷木软叶，晒干为末，入麝香少许。每以黍米大注眦内，其翳自落。

木肾疝气：楮叶、雄黄等分，为末，酒糊丸梧子大。每盐酒下五十丸。

疝气入囊：五月五日采谷树叶，阴干为末。每服一二匙，空心温酒下。

癣疮湿痒：楮叶捣敷。

▷枝茎

【主治】瘾疹痒，煮汤洗浴。

捣浓汁饮半升，治小便不通。

【附方】头风白屑：楮木作枕，六十日一易新者。

暴赤眼痛碜涩者：嫩楮枝（去叶）放地，火烧，以碗覆之。一日取灰泡汤，澄清温洗。

▷树白皮

【气味】甘，平，无毒。

【主治】逐水，利小便。

治水肿气满。

煮汁酿酒饮，治水肿入腹，短气咳嗽。为散服，治下血血崩。

【附方】肠风下血：秋采楮皮阴干为末。酒服三钱（或入麝香少许），日二。

血痢血崩：楮树皮、荆芥等分，为末。冷醋调服一钱，

本草纲目

血崩以煎匕服，神效不可具述。

男妇肿疾，不拘久近，暴风入腹：妇人新产上圊，风入脏内，腹中如马鞭，短气。楮皮枝叶一大束（切）煮汁酿酒，不断饮之。不过三四日即退，可常服之。

风水肿浮，一身尽浮：楮皮散：用楮白皮、猪苓、木通各二钱，桑白皮三钱，陈橘皮一钱，生姜三片，水二钟煎服。日一剂。

目中翳膜：楮白皮曝干，作一绳子如钗股大，烧灰细研。每点少许，日三五次，瘥乃止。

鱼骨哽咽：楮树嫩皮，捣烂为丸。水下二三十丸。

▷皮间白汁

【释名】构胶，五金胶漆。

大明曰：能合朱砂为团，故名五金胶膝。

时珍曰：构汁最黏。今人用粘金薄。古法粘经书，以楮树汁和白及、飞面调糊，接纸永不脱解，过于胶膝。

【气味】甘，平，无毒。

【主治】疗癣。

敷蛇、虫、蜂、蝎、犬咬。

【附方】天行病后，胀满，两胁刺胀，脐下如水肿：以构树枝汁，随意服之。小便利即消。

枳

【校正】并入《开宝》枳壳。

【释名】子名枳实、枳壳。

恭曰：既称枳实，须合核瓤，今殊不然。

时珍曰：枳乃木名，从只，谐声也。实乃其子，故曰枳实。后人因小者性速，又呼老者为枳壳。生则皮厚而实，熟则壳薄而虚，正如青橘皮、陈橘皮之义。宋人复出枳壳一条，非矣。寇氏以为破结实而名，亦未必然。

【集解】《别录》曰：枳实生河内川泽。九月、十月采，阴干。

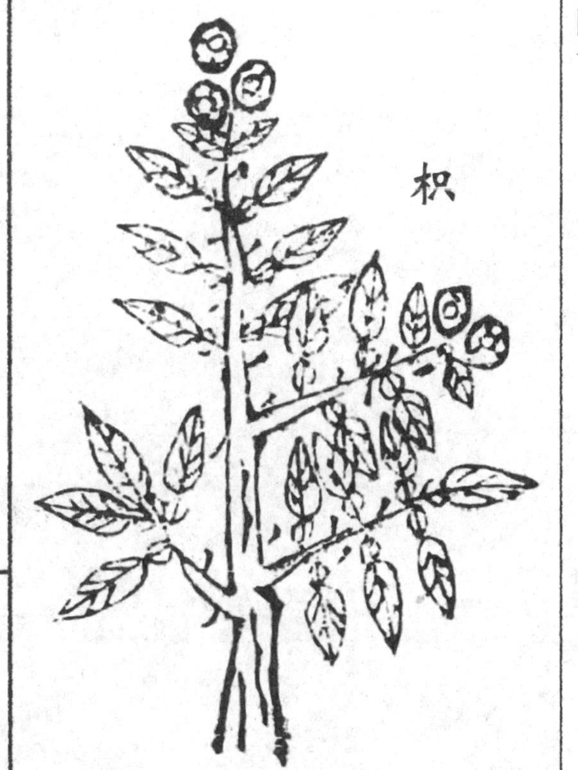

藏器曰：《本经》采实用九月、十月，不如七月、八月，既浓且辛。旧云江南为橘，江北为枳。《周礼》亦云：橘逾淮而北，为枳。今江南枳、橘俱有，江北有枳无橘。此自别种，非关变易也。

【修治】弘景曰：枳实采，破令干，除核，微炙令香用。以陈者为良。俗方多用，道家不须。

▷枳实

【气味】苦，寒，无毒。

《别录》曰：酸，微寒。

普曰：神农：苦；雷公：酸，无毒；李当之：大寒。

权曰：辛、苦。

元素曰：性寒味苦，气厚味薄，浮而升，微降，阴中阳也。

杲曰：沉也，阴也。

【主治】大风在皮肤中，如麻豆苦痒，除寒热结，止痢，长肌肉，利五脏，益气轻身。

除胸胁痰癖，逐停水，破结实，消胀满，心下急痞痛逆气，胁风痛，安胃气，止溏泄，明目。

解伤寒结胸，主上气喘咳，肾内伤冷，阴痿而有气，加而用之。

消食，散败血，破积坚，去胃中湿热。

【发明】震亨曰：枳实泻痰，能冲墙倒壁，滑窍破气之药也。

元素曰：心下痞及宿食不消，并宜枳实、黄连。

杲曰：以蜜炙用，则破水积以泄气，除内热。洁古用云脾经积血。脾无积血，则心下不痞也。

好古曰：益气则佐之以人参、白术、干姜，破气则佐之以大黄、牵牛、芒硝，此《本经》所以言益气而复言消痞也。非白术不能去湿，非枳实不能除痞。洁古制枳术丸方，以调胃脾；张仲景治心下坚大如盘，水饮所作，枳实白术汤，用枳实七枚，术三两，水一斗，煎三升，分三服，腹中软，即消也。余见枳壳下。

【附方】猝胸痹痛：枳实捣末。汤服方寸匕，日三夜一。

胸痹结胸：胸痹，心中痞坚，留气结胸，胁下逆气抢心，枳实薤白汤主之。陈枳实四枚，厚朴四两，薤白半斤，栝楼一枚，桂一两，以水五升，先煎枳、朴，取二升去滓，纳余药，煎三两沸，分温三服，当愈。

伤寒胸痛：伤寒后，猝胸膈闭痛。枳实麸炒为末。米饮服二钱，日二服。

产后腹痛：枳实（麸炒）、芍药（酒炒）各二钱，水一盏煎服。亦可为末服。

奔豚气痛：枳实，炙为末。饮下方寸匕，日三、夜一。

妇人阴肿坚痛：枳实半斤碎炒，帛裹熨之，冷即易。

大便不通：枳实、皂荚等分，为末，饭丸，米饮下。

积痢脱肛：枳实石上磨平，蜜炙黄，更互熨之，缩乃止。

小儿久痢，水谷不调：枳实捣末，饮服一二钱。

肠风下血：枳实半斤（麸炒），黄耆半斤，为末。米饮非时服二钱匕。糊丸亦可。

小儿五痔，不以年月：枳实为末，炼蜜丸梧子大。空心饮下三十丸。

皮肤风疹：枳实醋浸，火炙熨之即消。

▷枳壳

【气味】苦、酸，微寒，无毒。

权曰：苦、辛。

元素曰：气味升降，与枳实同。

杲曰：沉也，阴也。

【主治】风痹淋痹，通利关节，劳气咳嗽，背膊闷倦，散留结胸膈痰滞，逐水，消胀满大胁风，安胃，止风痛。

遍身风疹，肌中如麻豆恶疮，肠风痔疾，心腹结气，两胁胀虚，关膈壅塞。

健脾开胃，调五脏，下气，止呕逆，消痰，治反胃霍乱泄痢，消食，破症结痃癖五膈气，及肺气水肿，大小肠，除风明目。炙热，熨痔肿。

泄肺气，除胸痞。

治里急后重。

【发明】元素曰：枳壳破气，胜湿化痰，泄肺走大肠，多用损胸中至高之气，止可二三服而已。禀受素壮而气刺痛者，看在何部经分，以别经药导之。

杲曰：气血弱者不可服，以其损气也。

时珍曰：枳实、枳壳气味功用俱同，上世亦无分别。魏、晋以来，始分实、壳之用。洁古张氏、东垣李氏又分治高治下之说。大抵其功皆能利气。气下则痰喘止，气行则痞胀消，气通则痛刺止，气利则后重除。故以枳实利胸膈，枳壳利肠胃。然张仲景治胸痹痞满，以枳实为要药；诸方治下血痔痢、大肠秘塞、里急后重，又以枳壳为通用。则枳实不独治下，而壳不独治高也。盖自飞门至魄门，皆肺主之，三焦相通，一气而已。则二物分之可也，不分亦无伤。《杜壬方》载湖阳公主苦难产，有方士进瘦胎饮方。用枳壳四两、甘草二两，为末。每服一钱，白汤点服。自五月后一日一服，至临月，不惟易产，仍无胎中恶病也。张洁古《活法机要》改以枳术丸日服，令胎瘦易生，谓之束胎丸。而寇宗奭《衍义》言，胎壮则子有力易生，令服枳壳药反致无力，兼子亦气弱难养，所谓缩胎易产者，大不然也。以理思之，寇氏之说似觉为优。或胎前气盛壅滞者宜用之，所谓八九月胎必用枳壳、苏梗以顺气，胎前无滞，则产后无虚也。若气禀弱者，即大非所宜矣。

【附方】伤寒呃噫：枳壳半两，木香一钱，为末。每白汤服一钱，未知再服。

消积顺气，治五积六聚，不拘男妇老小，但是气积，并皆治之，乃仙传方也。枳壳三斤去穰，每个入巴豆仁一个，合定扎煮，慢火水煮一日。汤减再加热汤，勿用冷水。待时足汁尽，去巴豆，切片晒干（勿炒）为末，醋煮面糊丸梧子大。每服三四十丸，随病汤使。

顺气止痢：枳壳（炒）二两四钱，甘草六钱，为末。每沸汤服二钱。

疏导脚气：即上方，用木瓜汤服。

小儿秘涩：枳壳（煨，去穰）、甘草各一钱，以水煎服。

肠风下血：不拘远年近日。《博济方》：用枳壳（烧黑存性）五钱，羊胫炭（为末）三钱，和令匀，五更空心米饮服。如人行五里，再一服，当日见效。《简便方》：用枳壳一两，黄连五钱，水一钟，煎半钟，空心服。

痔疮肿痛：必效方：用枳壳煨热熨之，七枚立定。《本事方》：用枳壳末入瓶中，水煎百沸，先熏后洗。

怀胎腹痛：枳壳三两麸炒，黄芩一两，每服五钱，水二盏半，煎一盏服。若胀满身重，加白术一两。

小儿惊风：不惊丸：治小儿因惊气吐逆作搐，痰涎壅塞，手足掣疭，眼睛斜视。枳壳（去穰，麸炒）、淡豆豉等分，为末。每服一字，甚者半钱，急惊薄荷自然汁下，慢惊荆芥汤入酒三五点下，日三服。

牙齿疼痛：枳壳，浸酒含漱。

风疹作痒：枳壳三两，麸炒为末。每服二钱，水一盏，煎六分，去滓温服。仍以汁涂。

小儿软疖：大枳壳一个去白，磨口平，以面糊抹边合疖上。自出脓血尽，更无痕也。

利气明目：枳壳（麸炒）一两为末，点汤代茶。

下早成痞：伤寒阴证，下早成痞，心下满而不痛，按之虚软。枳壳、槟榔等分，为末。每服三钱，黄连汤调下。

胁骨疼痛：因惊伤肝者。枳壳一两麸炒，桂枝（生）半两，为细末。每服二钱，姜枣汤下。

▷枳茹

【主治】中风身直，不得屈伸反复，及口僻眼斜。刮皮一升，酒三升，渍一宿，每温服五合，酒尽再作。

树茎及皮，主水胀暴风，骨节疼急。

▷根皮

【主治】浸酒，漱齿痛。

煮汁服，治大便下血。末服，治野鸡病有血。

▷嫩叶

【主治】煎汤代茶，去风。

卮子

【释名】木丹、越桃、鲜支。

时珍曰：卮，酒器也。卮子像之，故名。俗作栀。司马相如赋云：鲜支黄烁。注云：鲜支即支子也。佛书称其花为薝卜，谢灵运谓之林兰，曾端伯呼为禅友。或曰：『薝卜金色，非卮子也。』

【集解】《别录》曰：卮子生南阳川谷。九月采实，曝干。

弘景曰：处处有之。亦两三种小异，以七棱者为良。经霜乃取，入染家用，于药甚稀。

时珍曰：卮子，叶如兔耳，厚而深绿，春荣秋瘁。入夏开花，大如酒杯，白瓣黄蕊。随即结实，薄皮细子有须，霜后收之。蜀中有红卮子，花烂红色，其实染物则赭红色。

【修治】敩曰：凡使须要如雀脑，并须长有九路赤色者为上。先去皮、须取仁，以甘草水浸一宿，漉出焙干，捣筛为末用。

震亨曰：治上焦、中焦连壳用，下焦去壳，洗去黄浆，炒用。治血病，炒黑用。

好古曰：去心胸中热，用仁；去肌表热，用皮。

【气味】苦，寒，无毒。

《别录》曰：大寒。

元素曰：气薄味厚，轻清上行，气浮而味降，阳中阴也。

杲曰：沉也，阴也。入手太阴肺经血分。《丹书》：卮子柔金。

【主治】疗目赤热痛，胸、心、大小肠大热，心中烦闷。

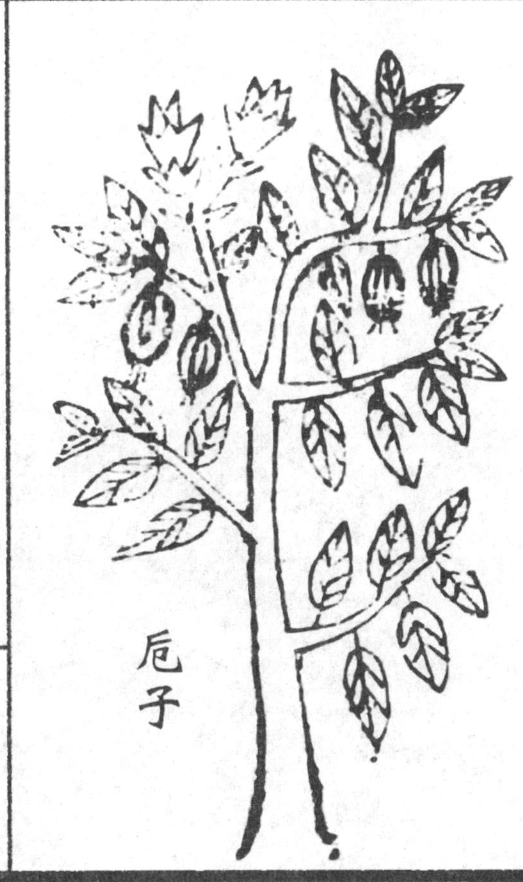

卮子

去热毒风，除时疾热，解五种黄病，利五淋，通小便，解消渴，明目。主中恶，杀蛊虫毒。

解玉支毒。

主喑哑，紫癜风。

泻三焦火，清胃脘血，治热厥心痛，解热郁，行结气。

治吐血衄血，血痢下血血淋，损伤淤血，及伤寒劳复，热厥头痛，疝气，汤火伤。

【发明】元素曰：卮子轻飘而像肺，色赤而像火，故能泻肺中之火。其用有四：心经客热一也，除烦躁二也，去上焦虚热三也，治风四也。

震亨曰：卮子泻三焦之火，及痞块中火邪，最清胃脘之血。其性屈曲下行，能降火从小便中泄去。凡心痛稍久，不宜温散，反助火邪。故古方多用卮子以导热药，则邪易伏而病易退。

好古曰：《本草》不言卮子能吐，仲景用为吐药。卮子本非吐药，为邪气在上，拒而不纳，食令上吐，则邪因以出，所谓『其高者因而越之』也。或用为利小便药，实非利小便，乃清肺也。肺清则化行，而膀胱津液之府，得此气化而出也。《本草》言治大小肠热，乃辛与庚合，又与丙合，又能泄戊，先入中州故也。仲景治烦躁用卮子豉汤，烦者气也，躁者血也。气主肺，血主肾。故用卮子以治肺烦，香豉以治肾躁。

颂曰：张仲景及古今名医治发黄，皆用卮子、茵陈、甘草、香豉四物作汤饮。又治大病后劳复，皆用卮子、鼠矢等汤，利小便而愈。其方极多，不可悉载。

【附方】鼻中衄血：山卮子烧灰吹之。屡用有效。

血淋涩痛：生山卮子末、滑石等分，葱汤下。

下利鲜血：卮子仁烧灰，水服一钱匕。

酒毒下血：老山卮子仁焙研。每新汲水服一钱匕。

热毒血痢：卮子十四枚，去皮捣末，蜜丸梧子大。每服三丸，日三服，大效。亦可水煎服。

临产下痢：卮子烧研，空心热酒服一匙。甚者不过五服。

妇人胎肿，属湿热：山卮子一合炒研。每服二三钱，米饮下。丸服亦可。

热水肿疾：山卮子仁炒研，米饮服三钱。若上焦热者，连壳用。

霍乱转筋，心腹胀满，未得吐下：卮子二七枚烧研，熟酒服之立愈。

冷热腹痛，疞刺，不思饮食：山卮子、川乌头等分，生研为末，酒糊丸如梧子大。每服十五丸，生姜汤下。小腹痛，茴香汤下。

胃脘火痛：大山卮子七枚或九枚炒焦，水一盏，煎七

分，入生姜汁饮之，立止。复发者，必不效。用玄明粉一钱服，立止。

五脏诸气，益少阴血：用栀子炒黑研末，生姜同煎，饮之甚捷。

五尸注病：冲发心胁刺痛，缠绵无时。栀子三七枚烧末，水服。

热病食复及交接后发动欲死，不能语：栀子三十枚，水三升，煎一升服，令微汗。

小儿狂躁：蓄热在下，身热狂躁，昏迷不食。栀子仁七枚，豆豉五钱，水一盏，煎七分，服之。或吐或不吐，立效。

盘肠钓气：越桃仁半两，草乌头少许，同炒过，去草乌，入白芷一钱，为末。每服半钱，茴香葱白酒下。

赤眼肠秘：山栀子七个，钻孔煨熟，水一升，煎半升，去滓，入大黄末三钱，温服。

吃饭直出：栀子二十个，微炒去皮，水煎服。

风痰头痛不可忍：栀子末和蜜，浓敷舌上，吐即止。

鼻上酒皶：栀子炒研，黄蜡和，丸弹子大。每服一丸，嚼细茶下，日二服。忌酒、麸、煎炙。

火焰丹毒：栀子捣，和水涂之。

火疮未起：栀子仁烧研，麻油和，封之。已成疮，烧白糖灰粉之。

眉中练癣：栀子烧研，和油敷之。

折伤肿痛：栀子、白面同捣，涂之甚效。

猘犬咬伤：栀子皮烧研，石硫黄等分，为末。敷之，日三。

汤荡火烧：栀子末和鸡子清，浓扫之。

▷花

【主治】悦颜色，千金翼面膏用之。

酸枣

【释名】山枣。

【集解】《别录》曰：酸枣生河东川泽。八月采实，阴干，四十日成。

弘景曰：今出东山间，云即山枣树。子似武昌枣而味极酸，东人啖之以醒睡，与经文疗不得眠正相反。

恭曰：此即樲枣也。树大如大枣，实无常形，但大枣中味酸者是。今医以棘实为酸枣，大误矣。

藏器曰：酸枣既是大枣中之酸，此即是真枣，何复名酸？既名酸，又云小。今枣中，酸者未必即小，小者未必即酸。惟嵩阳子云：余家于滑台，今酸枣县，即滑之属邑也。其树高数丈，径围一二尺，木理极细，坚而且重，可为车轴及匙、箸等。其树皮亦细而硬，文似蛇鳞。其枣

圆小而味酸，其核微圆而仁稍长，色赤如丹。此医之所重，居人不易得。今市人卖者，皆棘子也。又云：山枣树如棘，其子如生枣，其核如骨，其肉酸滑好食，山人以当果。

颂曰：今近汴洛及西北州郡皆有之，野生多在坡坂及城垒间。似枣木而皮细，其木心赤色，茎叶俱青，花似枣花。八月结实，紫红色，似枣而圆小味酸。当月采实，取核中仁。《孟子》曰『养其樲棘』是也。嵩阳子言酸枣县所出为真，今之货者皆是棘实，用者尤宜详辨。

▷酸枣

【气味】酸，平，无毒。

时珍曰：仁：味甘，气平。

之才曰：恶防己。

【主治】心腹寒热，邪结气聚，四肢酸痛湿痹。久服，安五脏，轻身延年。

烦心不得眠，脐上下痛，血转久泄，虚汗烦渴，补中，益肝气，坚筋骨，助阴气，能令人肥健。

筋骨风，炒仁研，汤服。

【发明】恭曰：《本经》用实疗不得眠，不言用仁。今方皆用仁。补中益肝，坚筋骨，助阴气，皆酸枣仁之功也。

时珍曰：酸枣实，味酸性收，故主肝病，寒热结气，酸痹久泄，脐下满痛之症。其仁甘而润，故熟用疗胆虚不得眠、烦渴虚汗之症；生用疗胆热好眠，皆足厥阴、少阳药也。今人专以为心家药，殊昧此理。

【附方】胆风沉睡：胆风毒气，虚实不调，昏沉多睡。用酸枣仁一两（生用），金挺蜡茶二两（以生姜汁涂，炙微焦），为散。每服二钱，水七分，煎六分，温服。

胆虚不眠，心多惊悸：用酸枣仁一两炒香，捣为散。每服二钱，竹叶汤调下。《和剂局方》：加人参一两，辰砂半两，乳香二钱半，炼蜜丸服。

振悸不眠：《胡治方》：酸枣仁汤：用酸枣仁二升，茯苓、白术、人参、甘草各二两，生姜六两，水八升，煮三升，分服。

虚烦不眠：《深师方》：酸枣仁汤：用酸枣仁二升，知母、干姜、茯苓、川芎各二两，甘草（炙）一两，以水一斗，先煮枣仁，减三升，乃同煮取三升，分服。

骨蒸不眠心烦：用酸枣仁一两，水二盏研绞取汁，下粳米二合煮粥，候熟，下地黄汁一合再煮，匀食。

睡中汗出：酸枣仁、人参、茯苓等分，为末。每服一钱，米饮下。

刺入肉中：酸枣核烧末，水服，立出。

五加

【释名】五佳、五花、白刺、追风使、木骨、金盐、豺漆、豺节。

时珍曰：此药以五叶交加者良，故名五加，又名五花。杨慎《丹铅录》作五佳，云一枝五叶者佳故也。蜀人呼为白刺。谯周《巴蜀异物志》名文章草。有赞云：文章作酒，能成其味；以金买草，不言其贵。是矣。本草豺漆、豺节之名，不知取何义也？

颂曰：蕲州人呼为木骨，吴中俗名追风使。

【集解】《别录》曰：五加皮五叶者良，生汉中及冤句。五月、七月采茎，十月采根，阴干。

弘景曰：近道处处有之，东间弥多。四叶者亦好。

时珍曰：春月于旧枝上抽条，山人采为蔬茹。正如枸杞生北方沙地者皆木类，南方坚地者如草类也。唐时惟取峡州者充贡。雷氏言叶如蒲者，非也。

△根皮

【气味】辛，温，无毒。

之才曰：远志为之使。恶玄参、蛇皮。

【主治】心腹疝气腹痛，益气疗躄，小儿三岁不能行，疽疮阴蚀。

男子阳痿，囊下湿，小便余沥，女人阴痒及腰脊痛，两脚疼痹风弱，五缓虚羸，补中益精，坚筋骨，强志意。久服，轻身耐老。

破逐恶风血，四肢不遂，贼风伤人，软脚脊腰，主多年瘀血在皮肌，治痹湿内不足。

明目下气，治中风骨节挛急，补五劳七伤。

酿酒饮，治风痹四肢挛急。

作末浸酒饮，治目僻眼䁾。

叶作蔬食，去皮肤风湿。

【发明】弘景曰：煮根茎酿酒饮，益人。道家用此作灰煮石，与地榆并有秘法。

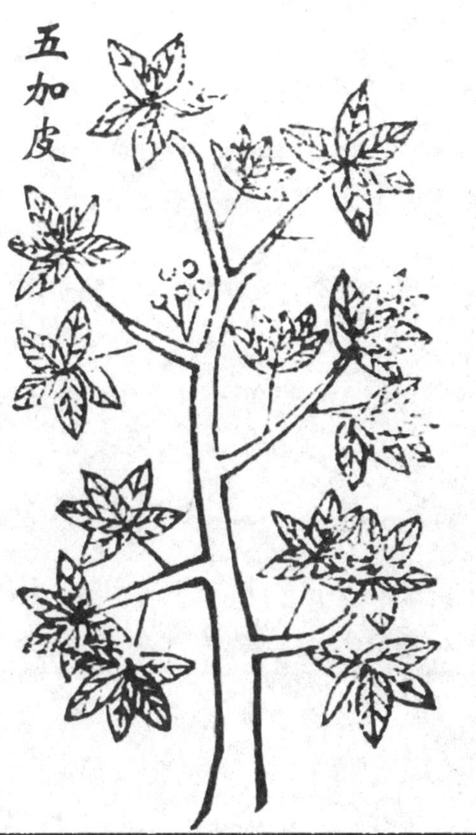

时珍曰：五加治风湿痿痹，壮筋骨，其功良深。仙家所述，虽若过情，盖奖辞多溢，亦常理尔。造酒之方：用五加根皮洗净，去骨、茎、叶，亦可以水煎汁，和麴酿米酒成，时时饮之。亦可煮酒饮。加远志为使更良。一方：加木瓜煮酒服。谈野翁《试验方》云：神仙煮酒法：用五加皮、地榆（刮去粗皮）各一斤，袋盛，入无灰好酒二斗中，大坛封固，安大锅内，文武火煮之。坛上安米一合，米熟为度。取出火毒，以渣晒干为丸。每旦服五十丸，药酒送下，临卧再服。能去风湿，壮筋骨，顺气化痰，添精补髓。久服延年益老，功难尽述。王纶《医论》云：风病饮酒能生痰火，惟五加一味浸酒，日饮数杯，最有益。诸浸酒药，惟五加与酒相合，且味美也。

【附方】虚劳不足：五加皮、枸杞根白皮各一斗，水一石五斗，煮汁七斗，分取四斗，浸麴一斗，以三斗拌饭，如常酿酒法，待熟任饮。

小儿行迟：三岁不能行者，用此便走。五加皮五钱，牛膝、木瓜二钱半，为末。每服五分，米饮入酒二三点调服。

妇人血劳：憔悴困倦，喘满虚烦，噏噏少气，发热多汗，口干舌涩，不思饮食，名血风劳。油煎散：用五加皮、牡丹皮、赤芍药、当归各一两，为末。每用一钱，水一盏，用青钱一文，蘸油入药，煎七分，温服。常服能肥妇人。

五劳七伤：五月五日采五加茎，七月七日采叶，九月九日取根，治下筛。每酒服方寸匕，日三服。久服去风劳。

目瞑息肤：五加皮（不闻水声者，捣末）一升，和酒二升，浸七日。一日服二次，禁醋。二七日遍身生疮，是毒出。不出，以生熟汤浴之，取疮愈。

服石毒发或热噤，向冷地卧：五加皮二两，水四升，煮二升半，发时便服。

火灶丹毒从两脚起，赤如火烧：五加根、叶烧灰五两，取煅铁家槽中水和，涂之。

枸杞

【释名】枸棘、苦杞、甜菜、天精、地骨、地节、地仙、却老、羊乳、仙人杖、西王母杖。

时珍曰：枸、杞二树名。此物棘如枸之刺，茎如杞之条，故兼名之。《道书》言：千载枸杞，其形如犬，故得枸名，未审然否？

【集解】《别录》曰：枸杞生常山平泽，及诸丘陵阪岸。

时珍曰：古者枸杞、地骨取常山者为上，其他丘陵阪岸者皆可用。后世惟取陕西者良，而又以甘州者为绝品。今

陕之兰州、灵州、九原以西枸杞，并是大树，其叶厚根粗。河西及甘州者，其子圆如樱桃，曝干紧小少核，干亦红润甘美，味如葡萄，可作果食，异于他处者。沈存中《笔谈》亦言：陕西极边生者高丈余，大可作柱。叶长数寸，无刺。根皮如厚朴。则入药大抵以河西者为上也。《种树书》言：收子及掘根种于肥壤中，待苗生，剪为蔬食，甚佳。

【气味】枸杞：苦，寒，无毒。

《别录》曰：根，大寒。子：微寒，无毒。冬采根，春、夏采叶，秋采茎、实。

权曰：枸杞：甘，平。子、叶同。

时珍曰：今考《本经》止云枸杞，不指是根、茎、叶、子。《别录》乃增根大寒、子微寒，似以枸杞为苗；而甄氏《药性论》乃云枸杞甘、平，子、叶皆同，似以枸杞为根；寇氏《衍义》又以枸杞为梗皮，皆是臆说。按：陶弘景言枸杞根、实为服食家用。西河女子服枸杞法，根、茎、叶、花、实俱采用。则《本经》所列气主治，盖通根、苗、花、实而言，初无分别也。后世以枸杞子为滋补药，地骨皮为退热药，始歧而二之。窃谓枸杞苗叶味苦甘而气凉，根味甘淡气寒，子味甘气平。气味既殊，则功用当别。此后人发前人未到之处者也。

【主治】枸杞：主五内邪气，热中消渴，周痹风湿。久服，坚筋骨，轻身不老，耐寒暑。

下胸胁气，客热头痛，补内伤大劳嘘吸，强阴，利大小肠。

补精气诸不足，易颜色，变白，明目安神，令人长寿。

【发明】时珍曰：此乃通指枸杞根、苗、花、实并用之功也。其单用之功，今列于左。

▷苗

【气味】苦，寒。

权曰：甘，平。

时珍曰：甘，凉。伏砒、砂。

【主治】除烦益志，补五劳七伤，壮心气，去皮肤骨节间风，消热毒，散疮肿。

和羊肉作羹，益人，除风明目。作饮代茶，止渴，消热烦，益阳事，解面毒，与乳酪相恶。汁注目中，去风障赤膜昏痛。

去上焦心肺客热。

▷地骨皮

【修治】敩曰：凡使根，掘得以东流水浸，刷去土，捶去心，以熟甘草汤浸一宿，焙干用。

【气味】苦，寒。

《别录》曰：大寒。

权曰：甘，平。

时珍曰：甘、淡，寒。

杲曰：苦，平、寒。升也，阴也。

好古曰：入足少阴、手少阳经。制硫黄、丹砂。

【主治】细锉，拌面煮熟，吞之，去肾家风，益精气。

去骨热消渴。

解骨蒸肌热消渴，风湿痹，坚筋骨，凉血。

治在表无定之风邪，传尸有汗之骨蒸。

泻肾火，降肺中伏火，去胞中火，退热，补正气。

治上膈吐血。煎汤嗽口，止齿血，治骨槽风。

治金疮神验。

去下焦肝肾虚热。

▷枸杞子

【修治】时珍曰：凡用拣净枝梗，取鲜明者洗净，酒润一夜，捣烂入药。

【气味】苦，寒。

权曰：甘，平。

【主治】坚筋骨，耐老，除风，去虚劳，补精气。

主心病嗌干心痛，渴而引饮；肾病消中。

滋肾润肺。榨油点灯，明目。

【发明】弘景曰：枸杞叶作羹，小苦。俗彦云：去家千里，勿食萝摩、枸杞。此言二物补益精气，强盛阴道也。枸杞根、实为服食家用，其说甚美，名为仙人之杖，远有旨乎？

时珍曰：按：刘禹锡《枸杞井诗》云：僧房药树依寒井，井有清泉药有灵。翠黛叶生笼石甃，殷红子熟照铜瓶。枝繁本是仙人杖，根老能成瑞犬形。上品功能甘露味，还知一勺可延龄。又《续仙传》云：朱孺子见溪侧二花犬，逐入于枸杞丛下。掘之得根，形如二犬。烹而食之，忽觉身轻。周密《浩然斋日抄》云：宋徽宗时，顺州筑城，得枸杞于土中，其形如獒状，驰献阙下，乃仙家所谓千岁枸杞，其形如犬者。据前数说，则枸杞之滋益不独子，而根亦不止于退热而已。但根、苗、子之气味稍殊，而主治亦未必无别。盖其苗乃天精，苦甘而凉，上焦心肺客热者宜之；根乃地骨，甘淡而寒，下焦肝肾虚热者宜之。此皆三焦气分之药，所谓热淫于内、泻以甘寒也。至于子则甘平而润，性滋而补，不能退热，止能补肾润肺，生精益气。此乃平补之药，所谓精不足者、补之以味也。分而用之，则各有所主；兼而用之，则一举两得。世人但知用黄芩、黄连，苦寒以治上焦之火；黄蘖、知母，苦寒以治下焦阴火。谓之补阴降火，久服致伤

本草纲目

元气。而不知枸杞、地骨甘寒平补，使精气充而邪火自退之妙，惜哉！予尝以青蒿佐地骨退热，屡有殊功，人所未喻者。兵部尚书刘松石，讳天和，麻城人。所集《保寿堂方》，载地仙丹云：昔有异人赤脚张，传此方于猗氏县一老人，服之寿百余，行走如飞，发白反黑，齿落更生，阳事强健。此药性平，常服能除邪热，明目轻身。春采枸杞叶（名天精草），夏采花（名长生草），秋采子（名枸杞子），冬采根（名地骨皮），并阴干，用无灰酒浸一夜，晒露四十九昼夜，取日精月华气，待干为末，炼蜜丸如弹子大。每早晚各用一丸细嚼，以隔夜百沸汤下。此药采无刺味甜者，其有刺者服之无益。

【附方】枸杞煎：治虚劳，退虚热，轻身益气，令一切痈疽永不发。用枸杞三十斤（春夏用茎、叶，秋冬用根、实），以水一石，煮取五斗，以滓再煮取五斗，澄清去滓，再煎取二斗，入锅煎如饧收之。每早酒服一合。

枸杞酒：《外台秘要》云：补虚，去劳热，长肌肉，益颜色，肥健人，治肝虚冲感下泪。用生枸杞子五升捣破，绢袋盛，浸好酒二斗中，密封勿泄气，二七日。服之任性，勿醉。《经验方》：枸杞酒：变白，耐老轻身。用枸杞子二升（十月壬癸日，面东采之），以好酒二升，瓷瓶内浸三七日。乃添生地黄汁三升，搅匀密封。至立春前三十日，开瓶。每空心暖饮一盏，至立春后髭发却黑。勿食芜荑、葱、蒜。

四神丸：治肾经虚损，眼目昏花，或云翳遮睛。甘州枸杞子一斤，好酒润透，分作四分：四两用蜀椒一两炒，四两用小茴香一两炒，四两用脂麻一两炒，四两用川楝肉一两炒。拣出枸杞，加熟地黄、白术、白茯苓各一两，为末，炼蜜丸，日服。

肝虚下泪：枸杞子二升，绢袋盛浸一斗酒中（密封）三七日，饮之。

目赤生翳：枸杞子捣汁，日点三五次，神验。

面黯皯疱：枸杞子十斤，生地黄三斤，为末。每服方寸匕，温酒下，日三服。久则童颜。

注夏虚病：枸杞子、五味子研细，滚水泡，封二日，代茶饮效。

地骨酒：壮筋骨，补精髓，延年耐老。枸杞根、生地黄、甘菊花各一斤，捣碎，以水一石，煮取汁五斗，炊糯米五斗，细麴拌匀，入瓮如常封酿。待熟澄清，日饮三盏。

虚劳客热：枸杞根为末，白汤调服。有痼疾人勿服。

骨蒸烦热及一切虚劳烦热，大病后烦热，并用地仙散：地骨皮二两，防风一两，甘草（炙）半两。每用五钱，生姜五片，水煎服。

热劳如燎：地骨皮二两，柴胡一两，为末。每服二钱，麦门冬汤下。

虚劳苦渴，骨节烦热，或寒：用枸杞根白皮（切）五升，麦门冬三升，小麦二升，水二斗，煮至麦熟，去滓。每服一升，口渴即饮。

肾虚腰痛：枸杞根、杜仲、萆薢各一斤，好酒三斗渍之，罂中密封，锅中煮一日。饮之任意。

痈疽恶疮，脓血不止：地骨皮不拘多少，洗净，刮去粗皮，取细白穰。以粗皮同骨煎汤洗，令脓血尽。以细穰贴之，立效。有一朝士，腹胁间病疽经岁。或以地骨皮煎汤淋洗，出血一二升。家人惧，欲止之。病者曰：疽似少快。更淋之，用五升许，血渐淡乃止。以细穰贴之，次日结痂愈。

瘭疽出汁：着手、足、肩、背，累累如赤豆。用枸杞根、葵根叶煮汁，煎如饴。随意服之。

火赫毒疮：此患急防毒气入心腹。枸杞叶捣汁服，立瘥。

目涩有翳：枸杞叶、车前叶二两，挼汁，以桑叶裹，悬阴地一夜。取汁点之，不过三五度。

五劳七伤，庶事衰弱：枸杞叶半斤（切），粳米二合，豉汁和，煮作粥。日日食之良。

木绵

【释名】古贝、古终。

时珍曰：木绵有二种：似木者名古贝，似草者名古终。或作吉贝者，乃古贝之讹也。梵书谓之睒婆，又曰迦罗婆劫。

▷白绵及布

【气味】甘，温，无毒。

【主治】血崩金疮，烧灰用。

▷子油

【气味】辛，热，微毒。

【主治】恶疮疥癣。燃灯，损目。

柞木

【释名】凿子木。

时珍曰：此木坚忍，可为凿柄，故俗名凿子木。方书皆作柞木，盖昧此义也。柞乃橡栎之名，非此木也。

【集解】藏器曰：柞木生南方，细叶，今之作梳者是也。

时珍曰：此木处处山中有之，高者丈余。叶小而有细

齿，光滑而韧。其木及叶丫皆有针刺，经冬不凋。五月开碎白花，不结子。其木心理皆白色。

▷木皮

【气味】苦，平，无毒。

时珍曰：酸，涩。

【主治】黄疸病，烧末，水服方寸匕，日三。

治鼠瘘，难产，催生利窍。

【附方】鼠瘘：柞木皮五升，水一斗，煮汁二升服，当有宿肉出而愈。乃张子仁方也。

妇人难产：催生柞木饮：不拘横生倒产，胎死腹中，用此屡效，乃上蔡张不愚方也。用大柞木枝一尺，洗净，大

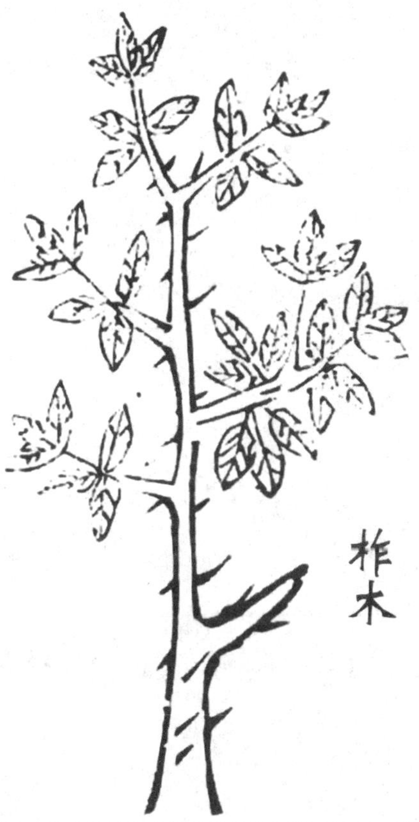

甘草五寸，并寸折。以新汲水三升半，同入新沙瓶内，以纸三重紧封，文武火煎至一升半。待腰腹重痛，欲坐草时，温饮一小盏，便觉心下开豁。如渴，又饮一盏，至三四盏，下重便生，更无诸苦。切不可坐草太早，及坐婆乱为也。

▷叶

【主治】肿毒痈疽。

【附方】柞木饮：治诸般痈肿发背。用干柞木叶、干荷叶中心蒂、干萱草根、甘草节、地榆各四两，细锉。每用半两，水二碗，煎一碗，早晚各一服。已成者其脓血自渐干涸，未成者其毒自消散也。忌一切饮食毒物。

接骨木

【释名】续骨木、木蒴藋。

颂曰：接骨以功而名。花、叶都类蒴藋、陆英、水芹辈，故一名木蒴藋。

【集解】恭曰：所在皆有之。叶如陆英，花亦相似。但作树高一二丈许，木体轻虚无心。斫枝插之便生，人家亦种之。

【气味】甘、苦，平，无毒。

藏器曰：捣汁亦吐人，有小毒。

【主治】折伤，续筋骨，除风痹龋齿，可作浴汤。

根皮：主痰饮，下水肿及痰疟，煮汁服之，当利下及吐出。不可多服。

打伤瘀血及产妇恶血，一切血不行，或不止，并煮汁服。

【附方】折伤筋骨：接骨木半两，乳香半钱，芍药、当归、川芎、自然铜各一两，为末。化黄蜡四两，投药搅匀，众手丸如芡子大。若止伤损，酒化一丸。若碎折筋骨，先用此敷贴，乃服。

产后血运，五心烦热，气力欲绝，及寒热不禁：以接骨木（破如算子）一握，用水一升，煎取半升，分服。或小便频数，恶血不止，服之即瘥。此木煮之三次，其力一般。乃起死妙方。

▷叶

【主治】痎疟，大人七叶，小儿三叶，生捣汁服，取吐。

茯苓

【释名】伏灵、伏菟、松腴、不死面、抱根者名伏神。

时珍曰：茯苓，《史记·龟策传》作伏灵。盖松之神灵之气，伏结而成，故谓之伏灵、伏神也。《仙经》言伏灵大如拳者，佩之令百鬼消灭，则神灵之气，亦可征矣。俗作苓者，传写之讹尔。下有伏灵，上有菟丝，故又名伏兔。或云『其形如兔，故名』亦通。

【集解】《别录》曰：茯苓、茯神生太山山谷大松下。二月、八月采，阴干。

弘景曰：今出郁州。大者如三四升器，外皮黑而细皱，内坚白，形如鸟、兽、龟、鳖者良。虚赤者不佳。性无朽蛀，埋地中三十年，犹色理无异也。

恭曰：今太山亦有茯苓，实而理小，不复采用。第一出华山，形极粗人。雍州、南山亦有，不如华山。

保昇曰：所在大松处皆有，惟华山最多。生枯松树下，形块无定，以似龟、鸟形者为佳。

禹锡曰：《范子计然》言：茯苓出嵩山及三辅。《淮南子》言：千年之松，下有茯苓，上有菟丝。《典术》言：松脂入地千岁为茯苓，望松树赤者下有之。《广志》言：茯神乃松汁所作，胜于茯苓。或云即茯苓贯着松根者。生朱提、濮阳县。

颂曰：今太、华、嵩山皆有之。出大松下，附根而生，无苗、叶、花、实，作块如拳在土底，大者至数斤，有赤、白二种。或云松脂变成，或云假松气而生。今东人见山中古松久为人斩伐，其枯折槎桥，枝叶不复上生者，谓

之茯苓拔。即于四面丈余地内，以铁头锥刺地。如有茯苓，则锥固不可拔，乃掘取之。其拔大者，茯苓亦大。皆自作兜，不附着根。其包根而轻虚者为茯神。则假气生者，其说胜矣。《龟策传》云：茯苓在菟丝之下，状如飞鸟之形。新雨已霁，天静无风，以火夜烧菟丝去之，即篝烛此地罩之，火灭即记其处。明乃掘取，入地四尺或七尺得矣。此类今不闻有之。

时珍曰：下有茯苓，则上有灵气如丝之状，山人亦时见之，非菟丝子之菟丝也。注《淮南子》者，以菟丝子及女萝为说，误矣。茯苓有大如斗者，有坚如石者，绝胜。其轻虚者不佳，盖年浅未坚故尔。刘宋王微《茯苓赞》云：皓苓下居，彤丝上荟。中状鸡凫，其容龟蔡。神侔少司，保延幼艾。终志不移，柔红可佩。观此彤丝，即菟丝之证矣。寇氏未解此义。

【修治】弘景曰：作丸散者，先煮二三沸乃切，曝干用。

【气味】甘，平，无毒。

元素曰：性温，味甘而淡，气味俱薄，浮而升，阳也。

之才曰：马间为之使。得甘草、防风、芍药、紫石英、麦门冬，共疗五脏。恶白蔹，畏牡蒙、地榆、雄黄、秦艽、龟甲，忌米醋及酸物。

弘景曰：药无马间，或是马茎也。

恭曰：李氏《本草》：马刀为茯苓使。间字草书似刀字，传讹尔。

《志》曰：一注恐皆非也。当是马蔺字。

【主治】胸胁逆气，忧恚惊邪恐悸，心下结痛，寒热烦满咳逆，口焦舌干，利小便。久服，安魂养神，不饥延年。

止消渴好睡，大腹淋沥，膈中痰水，水肿淋结，开胸腑，调脏气，伐肾邪，长阴，益气力，保神气。

开胃止呕逆，善安心神，主肺痿痰壅，心腹胀满，小儿惊痫，女人热淋。

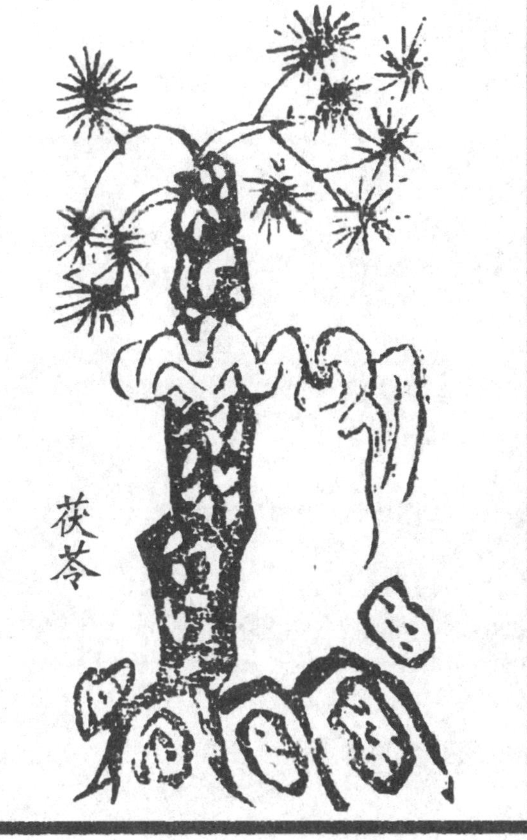

补五劳七伤，开心益智，止健忘，暖腰膝，安胎。

止渴，利小便，除湿益燥，和中益气，利腰脐间血。逐水缓脾，生津导气，平火止泄，除虚热，开腠理。

泻膀胱，益脾胃，治肾积奔豚。

▷赤茯苓

【主治】破结气。

泻心、小肠、膀胱湿热，利窍行水。

▷茯苓皮

【主治】水肿肤胀，开水道，开腠理。

【发明】弘景曰：茯苓白色者补，赤色者利。俗用甚多，仙方服食亦为至要。云其通神而致灵，和魂而炼魄，利窍而益肌，浓肠而开心，调营而理卫，上品仙药也。善能断谷不饥。

元素曰：茯苓赤泻白补，上古无此说。气味俱薄，性浮而升。其用有五：利小便也，开腠理也，生津液也，除虚热也，止泻也。如小便利或数者，多服则损人目。汗多人服之，亦损元气，夭人寿，为其淡而渗也。又云：淡为天之阳，阳当上行，何以利水而泻下？气薄者阳中之阴，所以茯苓利水泻下。不离阳之体，故入手太阳。

杲曰：白者入壬癸，赤者入丙丁。味甘而淡，降也，阳中阴也。其用有六：利窍而除湿，益气而和中，治惊悸，生津液，小便多者能止，小便结者能通。又云：湿淫所胜，小便不利。淡以利窍，甘以助阳。甘平能益脾逐水，乃除湿之圣药也。

好古曰：白者入手太阴、足太阳经气分，赤者入足太阴、手少阴、太阳气分。伐肾邪。小便多，能止之；小便涩，能利之。与车前子相似，虽利小便而不走气。酒浸与光明朱砂同用，能秘真元。味甘而平，如何是利小便耶？

震亨曰：茯苓得松之余气而成，属金。仲景利小便多用之，此暴新病之要药也。若阴虚者，恐未为宜。此物有行水之功，久服损人。八味丸用之者，亦不过接引他药归就肾经，去胞中久陈积垢，为搬运之功尔。

时珍曰：茯苓《本草》又言利小便，伐肾邪。至李东垣、王海藏乃言小便多者能止，涩者能通，同朱砂能秘真元。而朱丹溪又言阴虚者不宜用，义似相反，何哉？茯苓气味淡而渗，其性上行，生津液，开腠理，滋水之源而下降，利小便。故张洁古谓其属阳，浮而升，言其性也；东垣谓其为阳中之阴，降而下，言其功也。《素问》云：饮食入胃，游溢精气，上输于肺，通调水道，下输膀胱。观此，则知淡渗之药，俱皆上行而后下降，非直下行也。小便多，其源亦异。《素问》云：肺气盛则小便数而

欠；虚则欠故，小便遗数。心虚则少气遗溺。下焦虚则遗溺。胞移热于膀胱则遗溺。膀胱不利为癃，不约为遗，厥阴病则遗溺闭癃。所谓肺气盛者，实热也。其人必气壮脉强。宜用茯苓甘淡以渗其热，故曰小便多者能止也。若夫肺虚、心虚、胞热、厥阴病者，皆虚热也。其人必上热下寒，脉虚而弱。法当用升阳之药，以升水降火。膀胱不约、下焦虚者，乃火投于水，水泉不藏，脱阳之症。其人必肢冷脉迟。法当用温热之药，峻补其下，交济坎离。二症皆非茯苓辈淡渗之药所可治，故曰：阴虚者不宜用也。仙家虽有服食之法，亦当因人而用焉。

▷茯神

【气味】甘，平，无毒。

【主治】辟不祥，疗风眩风虚，五劳口干，止惊悸，多恚怒，善忘，开心益智，安魂魄，养精神。补劳乏，主心下急痛坚满。人虚而小肠不利者，加而用之。

▷神木

【主治】偏风，口面喎斜，毒风，筋挛不语，心神惊掣，虚而健忘。

治脚气痹痛，诸筋牵缩。

【发明】弘景曰：仙方止云茯苓，而无茯神，为疗既同，用应无嫌。

时珍曰：《神农本草》只言茯苓，名医《别录》始添茯神，而主治皆同。后人治心病必用茯神。故洁古张氏云：风眩心虚，非茯神不能除。然茯苓亦未尝不治心病也。陶弘景始言茯苓赤泻白补。李杲复分赤入丙丁，白入壬癸。此其发前人之秘者。时珍则谓茯苓、茯神，只当云赤入血分，白入气分，各从其类，如牡丹、芍药之义，不当以丙丁、壬癸分也。若以丙丁、壬癸分，则白茯神不能治心病，赤茯苓不能入膀胱矣。张元素不分赤白之说，于理欠通。《圣济录》松节散：用茯神心中木一两，乳香一钱，石器炒，研为末。每服二钱，木瓜酒下。治风寒冷湿搏于筋骨，足筋挛痛，行步艰难，但是诸筋挛缩疼痛并主之。

【附方】服茯苓法：颂曰：集仙方多单饵茯苓。其法：取白茯苓五斤，去黑皮，捣筛，以熟绢囊盛，于二斗米下蒸之，米熟即止，曝干又蒸，如此三遍。乃取牛乳二斗和合，着铜器中，微火煮如膏，收之。每食以竹刀割，随性饱食，辟谷不饥也。如欲食谷，先煮葵汁饮之。又茯苓酥法：白茯苓三十斤（山之阳者甘美，山之阴者味苦），去皮薄切，曝干蒸之。以汤淋去苦味，淋之不止，其汁当甜。乃曝干筛末，用酒三石、蜜三升相和，置大瓮中，搅之百匝，密封勿泄气。冬五十日，夏

二十五日，酥自浮出酒上。掠取，其味极甘美。作掌大块，空室中阴干，色赤如枣。饥时食一枚，酒送之，终日不食，名神仙度世之法。又服食法：以茯苓合白菊花（或合桂心，或合术）为散、丸自任。皆可常服，补益殊胜。《儒门事亲》方：用茯苓四两，头白面二两，水调作饼，以黄蜡三两煎熟。饱食一顿，便绝食辟谷。至三日觉难受，以后气力渐生也。《经验后方》：服法：用华山挺子茯苓，削如枣大方块，安新瓮内，好酒浸之，纸封一重，百日乃开，其色当如饧糖。可日食一块，至百日肌体润泽，一年可夜视物，久久肠化为筋，延年耐老，面若童颜。《嵩高记》：用茯苓、松脂各二斤，淳酒浸之，和以白蜜。日三服之，久久通灵。又法：白茯苓去皮，酒浸十五日，漉出为散。每服三钱，水调下，日三服。孙真人《枕中记》云：茯苓久服，百日病除，二百日昼夜不眠，二年役使鬼神，四年后玉女来侍。葛洪《抱朴子》云：壬子季服茯苓十八年，玉女从之，能隐能彰，不食谷，灸瘢灭，面体玉泽。又黄初起服茯苓五万日，能坐在立亡，日中无影。

胸胁气逆胀满：茯苓一两，人参半两。每服三钱，水煎服，日三。

养心安神：朱雀丸：治心神不定，恍惚健忘不乐，火不下降，水不上升，时复振跳。常服，消阴养火，全心气。茯神二两（去皮），沉香半两，为末，炼蜜丸小豆大。每服三十丸，食后人参汤下。

血虚心汗：别处无汗，独心孔有汗，思虑多则汗亦多，宜养心血。以艾汤调茯苓末，日服一钱。

心虚梦泄或白浊：白茯苓末二钱，米汤调下，日二服。苏东坡方也。

虚滑遗精：白茯苓二两，缩砂仁一两，为末，入盐二钱。精羊肉批片，掺药炙食，以酒送下。

浊遗带下：威喜丸：治丈夫元阳虚惫，精气不固，小便不浊，余沥常流，梦寐多惊，频频遗泄，妇人白淫白带并治之。白茯苓（去皮）四两作匮，以猪苓四钱半，入内煮二十余沸，取出日干，择去猪苓，为末，化黄蜡搜和，丸弹子大。每嚼一丸，空心津下，以小便清为度。忌米醋。李时珍曰：《抱朴子》言茯苓千万岁，其上生小木，状似莲花，名曰木威喜芝。夜视有光，烧之不焦，带之辟兵，服之长生。《和剂局方》威喜丸之名，盖取诸此。

小便频多：白茯苓（去皮）、干山药（去皮，以白矾水瀹过，焙）等分，为末。每米饮服二钱。

小便不禁：茯苓丸：治心肾俱虚，神志不守，小便淋沥不禁。用白茯苓、赤茯苓等分，为末。以新汲水挼洗去

筋，控干，以酒煮地黄汁捣膏搜和，丸弹子大。每嚼一丸，空心盐酒下。

小便淋浊：由心肾气虚，神志不守，或梦遗白浊。赤、白茯苓等分，为末，新汲水飞去沫，控干。以地黄汁同捣，酒熬作膏，和丸弹子大。空心盐汤嚼下一丸。

下虚消渴：上盛下虚，心火炎烁，肾水枯涸，不能交济而成渴症。白茯苓一斤，黄连一斤，为末，熬天花粉作糊，丸梧子大。每温汤下五十丸。

下部诸疾：龙液膏：用坚实白茯苓去皮焙研，取清溪流水浸去筋膜，复焙，入瓷罐内，以好蜜和匀，入铜釜内，重汤桑柴火煮一日，取出收之。每空心白汤下二三匙，解烦郁燥渴。一切下部疾，皆可除。

飧泄滑痢不止：白茯苓一两，木香（煨）半两，为末。紫苏木瓜汤下二钱。

妊娠水肿，小便不利，恶寒：赤茯苓（去皮）、葵子各半两，为末。每服二钱，新汲水下。

猝然耳聋：黄蜡不拘多少，和茯苓末细嚼，茶汤下。

面皯雀斑：白茯苓末，蜜和，夜夜敷之，二七日愈。

猪鸡骨哽：五月五日，取楮子（晒干）、白茯苓等分，为末。每服二钱，乳香汤下。一方不用楮子，以所哽骨煎汤下。

痔漏神方：赤、白茯苓（去皮）、没药各二两，破故纸四两，石臼捣成一块。春、秋酒浸三日，夏二日，冬五日。取出木笼蒸熟，晒干为末，酒糊丸梧子大。每酒服二十丸，渐加至五十丸。

血余怪病：手十指节断坏，惟有筋连，无节肉，虫出如灯心，长数尺，遍身绿毛卷，名曰血余。以茯苓、胡黄连煎汤，饮之愈。

水肿尿涩：茯苓皮、椒目等分，煎汤，日饮取效。

雷丸

【释名】雷实、雷矢、竹苓。

时珍曰：雷斧、雷楔，皆霹雳击物精气所化。此物生土中，无苗叶而杀虫逐邪，犹雷之丸也。竹之余气所结，故曰竹苓。苓亦屎也，古者屎、矢字通用。

【集解】《别录》曰：雷丸生石城山谷及汉中土中。八月采根，曝干。

恭曰：雷丸，竹之苓也。无有苗蔓，皆零，无相连者。今出房州、金州。

时珍曰：雷丸大小如栗，状如猪苓而圆，皮黑肉白，甚坚实。

【气味】苦，寒，有小毒。

《别录》曰：咸，微寒，有小毒。赤者杀人，白者善。

普曰：神农：苦。黄帝、岐伯、桐君：甘，有毒。扁鹊：甘，无毒。

李当之：大寒。

权曰：苦，有小毒。

时珍曰：甘、微苦，平。

之才曰：荔实、厚朴、蓄根、芫花为之使，恶葛根。

【主治】杀三虫，逐毒气胃中热。利丈夫，不利女子。作摩膏，除小儿百病，逐邪气恶风汗出，除皮中热结积蛊毒，白虫寸白自出不止。久服，令人阴痿。

逐风，主癫痫狂走。

【发明】弘景曰：《本经》云利丈夫，《别录》曰久服阴痿，于事相反。

《志》曰：经言利丈夫不利女子，乃疏利男子元气，不疏利女子脏气，故曰久服令人阴痿也。

时珍曰：按：范正敏《遁斋闲览》云：杨勔中年得异疾，每发语，腹中有小声应之，久渐声大。有道士见之，曰：此应声虫也。但读《本草》，取不应者治之。读至雷丸，不应。遂顿服数粒而愈。

【附方】小儿出汗有热：雷丸四两，粉半斤，为末扑之。

下寸白虫：雷丸，水浸去皮，切焙为末。五更初，食炙肉少许，以稀粥饮服一钱匕。须上半月服，虫乃下。

桑上寄生

【释名】寄屑、寓木、宛童、茑。

时珍曰：此物寄寓他木而生，如鸟立于上，故曰寄生、寓木、茑木。俗呼为寄生草。《东方朔传》云：在树为寄生，在地为窭薮。

【集解】《别录》曰：桑上寄生，生弘农川谷桑树上。三月三日采茎叶，阴干。

弘景曰：寄生松上、杨上、枫上皆有，形类是一般，但根津所因处为异，则各随其树名之。生树枝间，根在枝节之内。叶圆青赤，厚泽易折。旁自生枝节。冬夏生，四月花白。五月实赤，大如小豆。处处皆有，以出彭城者为胜。俗呼为续断用之，而《本经》续断别在上品，主疗不同，市人混杂无识者。

恭曰：此多生枫、槲、榉柳、水杨等树上。叶无阴阳，如细柳叶而厚脆。茎粗短。子黄色，大如小枣。惟虢州有桑上者，子汁甚黏，核大似小豆，九月始熟，黄色。陶言五月实赤，大如小豆，盖未见也。江南人相承用其茎为续

断，殊不相关。

保昇曰：诸树多有寄生，茎、叶并相似，云是乌鸟食一物子，粪落树上，感气而生。叶如橘而厚软，茎如槐而肥脆。处处虽有，须桑上者佳。然非自采，即难以别。可断茎视之，色深黄者为验。又《图经》云：叶似龙胆而厚阔。茎短似鸡脚，作树形。三月、四月花，黄白色。六月、七月结子，黄绿色，如小豆，以汁稠黏者良也。

大明曰：人多收榉树上者为桑寄生。桑上极少，纵有，形与榉上者亦不同。次即枫树上者，力与榉树上者相同，黄色。七月、八月采。

震亨曰：桑寄生药之要品，而人不谙其的，惜哉。近海州邑及海外之境，其地暖而不蚕，桑无采捋之苦，气厚意浓，自然生出也。何尝节间可容他子耶？

时珍曰：寄生高者二三尺。其叶圆而微尖，厚而柔，面青而泽，背淡紫而有茸。人言川蜀桑多，时有生者。他处鲜得。须自采或连桑采者乃可用。世俗多以杂树上者充之，气性不同，恐反有害也。按：郑樵《通志》云：寄生有两种：一种大者，叶如石榴叶；一种小者，叶如麻黄叶。其子皆相似。大者曰茑，小者曰女萝。今观《蜀本》韩氏所说亦是两种，与郑说同。

【气味】苦，平，无毒。

《别录》曰：甘，无毒。

【主治】腰痛，小儿背强，痈肿，充肌肤，坚发齿，长须眉，安胎。

去女子崩中内伤不足，产后余疾，下乳汁，主金疮，去痹。

助筋骨，益血脉。

主怀妊漏血不止，令胎牢固。

【附方】胎动腹痛：桑寄生一两半，阿胶（炒）半两，艾叶半两，水一盏半，煎一盏，去滓温服。或去艾叶。

毒痢脓血：六脉微小，并无寒热。宜以桑寄生二两，防风、川芎二钱半，炙甘草三铢，为末。每服二钱，水一盏，煎八分，和滓服。

下血后虚：下血止后，但觉丹田元气虚乏，腰膝沉重少力。桑寄生为末。每服一钱，非得白汤点服。

▷实

【气味】甘，平，无毒。

【主治】明目，轻身，通神。

竹

【释名】竹。

时珍曰：竹字象形。许慎《说文》云：『竹，冬生艸也。』故字从倒艸。戴凯之《竹谱》云：植物之中，有名曰竹。不刚不柔，非草非木。小异实虚，大同节目。

【集解】弘景曰：竹类甚多，入药用篁竹，次用淡、苦竹。又一种薄壳者，名甘竹，叶最胜。又有实中竹、篁竹，并以笋为佳，于药无用。

颂曰：竹处处有之。其类甚多，而入药惟用篁竹、淡竹、苦竹三种，人多不能尽别。按：《竹谱》：篁竹坚而促节，体圆而质劲，皮白如霜，大者宜刺船，细者可为笛。苦竹有白有紫。甘竹似篁而茂，即淡竹也。然今之刺船者多用桂竹。竹笛自有一种，亦不名篁竹。苦竹亦有二种：一出江西、闽中，本极粗大，笋味殊苦，不可啖；一出江浙，肉厚而叶长阔，笋微有苦味，俗呼甜苦笋是也。今南人入药烧沥，惟用淡竹一品，肉薄，节间有粉者。

时珍曰：竹，惟江河之南甚多，故曰九河鲜有，五岭实繁。大抵皆土中苞笋，各以时而出，旬日落箨而成竹也。茎有节，节有枝；枝有节，节有叶。叶必三之，枝必两之。根下之枝，一为雄，二为雌，雌者生笋。其根鞭喜行东南，而宜死猫，畏皂刺、油麻。以五月十三日为醉日。六十年一花，花结实，其竹则枯。竹枯曰箹，竹实曰䈏，小曰篠，大曰簜。其中皆虚，而有实心竹出滇广；其外皆圆，而有方竹出川蜀。其节或暴或无，或促或疏。暴节竹出蜀中，高节磥砢，即筇竹也。无节竹出溱州，空心直上，即通竹也。篃竹一尺数节，出荆南。笛竹一节尺余，出吴楚。筼筜竹一节近丈，出南广。其干或长或短，或巨或细。交广由吾竹长三四丈，其肉薄，可作屋柱。簹竹大至数围，其肉厚，可为梁栋。永昌汉竹可为桶斛，等竹可为舟船。严州越王竹高止尺余。辰州龙丝竹细仅如针，高不盈尺。其叶或细或大。凤尾竹叶细三分，龙公竹叶若芭蕉，百叶竹一枝百叶。其性或柔或劲，或滑或涩。涩者可以错甲，谓之䈤簩。滑者可以为席，谓之桃枝。劲者可以为戈刀箭矢，谓之矛竹、箭竹、筋竹、石麻。柔者可为绳索，谓之蔓竹、弓竹、苦竹、把发。其色有青有黄，有白有赤，有乌有紫。有斑斑者驳文点染，紫者黯色黝然，乌者黑而害母，赤者厚而直，白者薄而曲，黄者如金，青者如玉。其别种有棘竹，一名笏竹，芒棘森然，大者围二尺，可御盗贼。棕竹一名实竹，其叶似棕，可为柱杖。慈竹一名义竹，丛生不散，人栽为玩。广人以筋竹丝为竹布，甚脆。

▷竹叶

【气味】苦，平，无毒。

《别录》曰：大寒。

【主治】咳逆上气，溢筋，急恶疡，杀小虫。

除烦热风痉，喉痹呕吐。

煎汤，熨霍乱转筋。

▷淡竹叶

【气味】辛，平，大寒，无毒。

权曰：甘，寒。

【主治】胸中痰热，咳逆上气。

吐血，热毒风，止消渴，压丹石毒。

消痰，治热狂烦闷，中风失音不语，壮热头痛头风，止惊悸，温疫迷闷，妊妇头旋倒地，小儿惊痫天吊。

喉痹，鬼疰恶气，烦热，杀小虫。

凉心经，益元气，除热缓脾。

煎浓汁，漱齿中出血，洗脱肛不收。

▷苦竹叶

【气味】苦，冷，无毒。

【主治】口疮目痛，明目利九窍。

治不睡，止消渴，解酒毒，除烦热，发汗，疗中风喑哑。

杀虫。烧末，和猪胆，涂小儿头疮耳疮疥癣；和鸡子白，涂一切恶疮，频用取效。

【发明】弘景曰：甘竹叶最胜。

诜曰：竹叶，篁、苦、淡、甘之外，余皆不堪入药，不宜人。淡竹为上，甘竹次之。

杲曰：竹叶辛苦寒，可升可降，阳中阴也。其用有二：除新久风邪之烦热，止喘促气胜之上冲。

【附方】上气发热，因奔趁走马后，饮冷水所致者：竹叶三斤，橘皮三两，水一斗，煮五升，细服。三日一剂。

时行发黄：竹叶五升（切），小麦七升，石膏三两，水一斗半，煮取七升，细服，尽剂愈。

▷篁竹根

【主治】作汤，益气止渴，补虚下气。

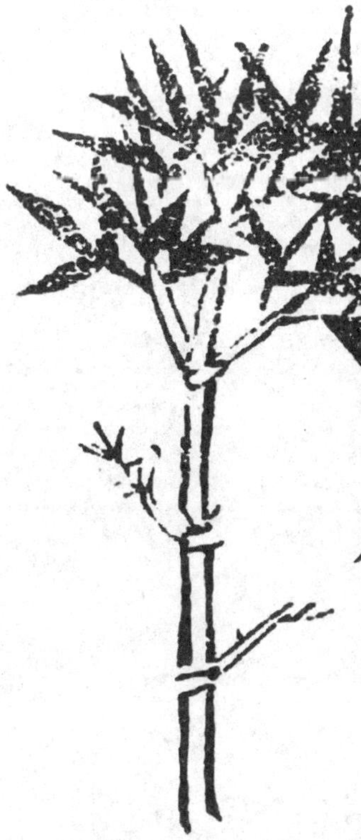

竹

消毒。

▷淡竹根

【主治】除烦热，解丹石发热渴，煮汁服。

消痰去风热，惊悸迷闷，小儿惊痫。

同叶煎汤，洗妇人子宫下脱。

▷甘竹根

【主治】煮汁服，安胎，止产后烦热。

▷苦竹根

【主治】下心肺五脏热毒气。锉一斤，水五升，煮汁一升，分三服。

【附方】产后烦热逆气：用甘竹根（切）一斗五升，煮取七升，去滓，入小麦二升，大枣二十枚，煮三四沸，入甘草一两，麦门冬一升，再煎至二升。每服五合。

▷淡竹茹

【气味】甘，微寒，无毒。

【主治】呕啘，温气寒热，吐血崩中。

止肺痿唾血鼻衄，治五痔。

噎膈。

伤寒劳复，小儿热痫，妇人胎动。

▷苦竹茹

【主治】下热壅。

水煎服，止尿血。

▷淡竹沥

【修治】机曰：将竹截作二尺长，劈开。以砖两片对立，架竹于上。以火炙出其沥，以盘承取。

时珍曰：一法：以竹截长五六寸，以瓶盛，倒悬，下用一器承之，周遭以炭火逼之，其油沥于器下也。

【气味】甘，大寒，无毒。

时珍曰：姜汁为之使。

【主治】暴中风风痹，胸中大热，止烦闷，消渴，劳复。

中风失音不语，养血清痰，风痰虚痰在胸膈，使人癫狂，痰在经络四肢及皮里膜外，非此不达不行。

治子冒风，解射罔毒。

▷苦竹沥

【主治】口疮目痛，明目，利九窍。

功同淡竹。

治牙疼。

▷慈竹沥

【主治】疗热风，和粥饮服。

【发明】弘景曰：凡取竹沥，惟用淡、苦、篁竹者。

雷曰：久渴心烦，宜投竹沥。

震亨曰：竹沥滑痰，非助以姜汁不能行。诸方治胎产金疮口噤，与血虚自汗，消渴小便多，皆是阴虚之病，无不用之。产后不碍虚，胎前不损子。《本草》言其大寒，似与石膏、黄芩同类。而世俗因大寒二字，弃而不用。《经》云：阴虚则发热。竹沥味甘性缓，能除阴虚之有大热者。寒而能补，与薯蓣寒补义同。大寒言其功，非独言其气也。世人食笋，自幼至老，未有因其寒而病者。沥即笋之液也，又假于火而成，何寒如此之甚耶？但能食者用荆沥，不能食者用竹沥。

时珍曰：竹沥性寒而滑，大抵因风火燥热而有痰者宜之。若寒湿胃虚肠滑之人服之，则反伤肠胃。笋性滑利，多食泻人，僧家谓之刮肠篦，即此义也。丹溪朱氏谓大寒言其功不言其气，殊悖于理。谓大寒为气，何害于功？《淮南子》云：槁竹有火，不钻不然。今苗僚人以干竹片相戛取火，则竹性虽寒，亦未必大寒也。《神仙传》云：离娄公服竹汁饵桂，得长生。盖竹汁性寒，以桂济之，亦与用姜汁佐竹沥之意相同。淡竹今人呼为水竹，有大小二种，此竹汁多而甘。沈存中言苦竹之外皆为淡竹，误矣。

【附方】小儿口噤体热：用竹沥二合，暖饮，分三四服。

产后中风，口噤，身直面青，手足反张：竹沥饮一二升，即苏。

破伤中风：凡闪脱折骨诸疮，慎不可当风用扇，中风则发痉，口噤项急，杀人。急饮竹沥二三升。忌冷饮食及酒。竹沥卒难得，可合十许束并烧取之。

金疮中风，口噤欲死：竹沥半升，微微暖服。

小儿重舌：竹沥渍黄蘖，时时点之。

小儿伤寒：淡竹沥、葛根汁各六合，细细与服。

小儿狂语，夜后便发：竹沥夜服二合。

妇人胎动，妊娠因夫所动，困绝：以竹沥饮一升，立愈。

孕妇子烦：竹沥，频频饮之。《梅师方》：茯苓二两，竹沥一升，水四升，煎二升，分三服。不瘥，更作之。

时气烦躁，五六日不解：青竹沥半盏，煎热，数数饮之，厚覆取汗。

消渴尿多：竹沥恣饮，数日愈。

咳嗽肺痿：大人小儿咳逆短气，胸中吸吸，咳出涕吐，嗽出臭脓：用淡竹沥一合，服之，日三五次，以愈为度。

产后虚汗：淡竹沥三合，暖服，须臾再服。

小儿吻疮：竹沥和黄连、黄蘖、黄丹傅之。

小儿赤目：淡竹沥点之。或入人乳。

赤目眦痛不得开者，肝经实热所致，或生障翳：用苦

竹沥五合，黄连二分，绵裹浸一宿。频点之，令热泪出。

卒牙齿痛：苦竹烧一头，其一头汁出，热揩之。

▷慈竹箨

【主治】小儿头身恶疮，烧散和油涂之。或入轻粉少许。

▷竹实

【主治】通神明，轻身益气。

【发明】弘景曰：竹实出蓝田。江东乃有花而无实，顷来斑斑有实，状如小麦，可为饭食。

承曰：旧有竹实，鸾凤所食。今近道竹间，时见开花小白如枣花，亦结实如小麦子，无气味而涩。江浙人号为竹米，以为荒年之兆，其竹即死，必非鸾凤所食者。近有余千人言：竹实大如鸡子，竹叶层层包裹，味甘胜蜜，食之令人心膈清凉，生深竹林茂盛蒙密处。顷因得之，但日久汁枯干而味尚存尔。乃知鸾凤所食，非常物也。

时珍曰：按：陈藏器《本草》云：竹肉，一名竹实，生苦竹枝上，大如鸡子，似肉脔，有大毒。须以灰汁煮二度。炼讫，乃依常菜茹食。炼不熟，则戟人喉出血，手爪尽脱也。此说与陈承所说竹实相似，恐即一物，但苦竹上者有毒尔。与竹米之竹实不同。

竹黄

【释名】竹膏。

《志》曰：天竺黄生天竺国。今诸竹内往往得之。人多烧诸骨及葛粉等杂之。

时珍曰：按：吴僧赞宁云：竹黄生南海镛竹中。此竹极大，又名天竹。其内有黄，可以疗疾。《本草》作天竺者，非矣。等竹亦有黄。此说得之。

【气味】甘，寒，无毒。

大明曰：平。伏粉霜。

【主治】小儿惊风天吊，去诸风热，镇心明目，疗金疮，滋养五脏。

治中风痰壅，猝失音不语，小儿客忤痫疾。

制药毒发热。

【发明】时珍曰：竹黄出于大竹之津气结成，其气味功用与竹沥同，而无寒滑之害。

【附方】小儿惊热：天竹黄二钱，雄黄、牵牛末各一钱，研匀，面糊丸粟米大。每服三五丸，薄荷汤下。